根本 和馬
アンリミテッド株式会社 代表取締役
医経統合実践会 主宰 医経統合コンサルタント

クリニック待ち時間対策完全マニュアル

中外医学社

●目次●

はじめに

こんにちは。クリニック専門の経営コンサルタントをしております、根本和馬と申します。日々の診療だけでもお忙しい中、本書を手に取って頂いてありがとうございます。

冒頭からぶっちゃけますが、2024年現在刊行している自著8冊のうち、最も多くの読者様にお読み頂いた作品が、『なぜあのクリニックは待ち時間があっても満足度が高いのか?待ち時間対策24の手法』(以下、前著)です。このことからも「『待ち時間対策』は、クリニック経営のお悩みベスト3に入る」と言って過言ではないと思います。

待ち時間対策については、前著で当時のベストを綴ったつもりですが、

- 刊行が2017年とその後の年月を重ねたこと
- 2020年1月から始まったコロナショックによって、待ち時間対策を含むクリニック経営のあり方が変わってきたこと

この二大要因により、今一度待ち時間対策について綴ることにしました。

従いまして本書は前著の続編であり、「待ち時間対策をテーマとした現時点における完全版」

JCOPY 498-14856

と捉えて頂いて差し支えありません。そのつもりで魂込めて執筆しました。本書が少しでもお役に立てば幸いです。

本書の170ページに「当院におけるミーティングとは、こうあるべし」と明文化したミーティングルールのフォーマットをプレゼントするご案内を掲載していますので、ぜひご活用下さい。

1

正しい「仕事観」を構築する

結果を出す上で、最も大切なことは？

これから本書で自院の待ち時間対策のアイディアを貪欲に学ぼうとされる読者様に、序盤でレベルの低い内容を書くのは忍びないのですが、重要なことですので書きます。

スタッフに「患者さんをお待たせしないように」と伝えておきながら、院長が院長室に籠っていてスタッフが何度か呼びに行かないと出てこないなどの事態が起こっているクリニックでは、本書で紹介している手法のあれこれで結果を出すのは難しいかも知れません。そのようなクリニックの場合、多くのスタッフは**「患者さんを一番お待たせしているのは院長だ」と思っている可能性が高い**からです。

私も経営者ですので、自戒の念を込めて書きますが、**スタッフに求める事柄は、トップがその3倍量を実践してはじめてスタッフに伝わります。**些細なことですが「そんなことは分かっている」ではなく、「それはそうだよな。それが何よりも大事なことだよな」と素直に受け入

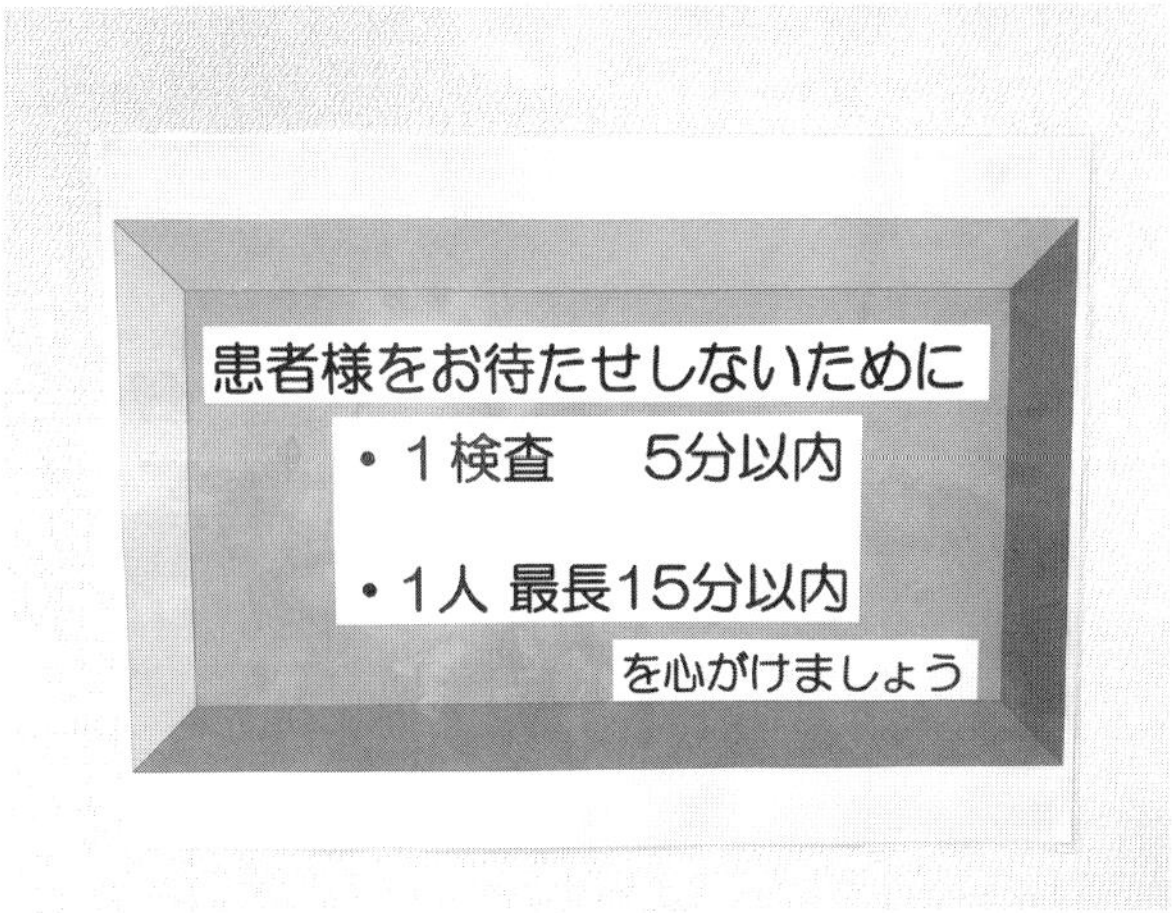

れてこの後の内容もお読み頂けたら、本書によって得たい結果が出ます。

「院長が率先垂範する」について具体例をご紹介します。上の写真は定期的に医経統合コンサルティングにお伺いしているクリニック様（以下、クライアント様）で、「自院における1検査あたりの所要時間の目安を掲示する」という実践事例です。ちなみに、**この掲示物は患者さんの目に入る診察室に掲げられています。**

これを患者さんにも披露するということはつまり、「私達は患者さんの大切なお時間をお守りします」という決意表明ですし、ここに記されている時間を超えることがあれば「同じ検査を15分以上やっているじゃないか！」と叱責を受けたり、ネット上でネガティブな口コミを書かれるリスクを孕んでいるということです。

私はここにクライアント様の院長先生・スタッフ様の覚悟を感じずにはいられません。また、

JCOPY 498-14856

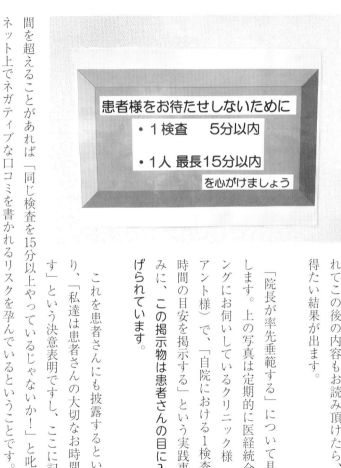

このクライアント様では、「1時間あたりの診察人数の目標を設定し、目標の達成状況についてインカムを通して逐一アナウンスする」という取り組みも実践されています。つまり「現在診察人数○○人です。目標通りのペースです」とか、「現在○○人です。目標に対してやや遅れています」のようなアナウンスがスタッフ様たちが装着されているインカムに届くのです。

ここが肝心なのですが、**このアナウンスをされているのが院長先生なのです。**つまり、

「クリニックのトップである院長が、〝この取り組みに力を入れるぞ！〟とスタッフを鼓舞するだけでなく、得たい結果を出すためにまず院長が率先して行動しているという取り組みこそが実を結ぶ」

という具体例を示すために、このクライアント様の事例をご紹介しました。極端に言えばそれが本当に腹落ちしたのでしたら、本書から１２０％の成果が得られると確信しています。

▼スピードを重要視する仕事観があるか？

本書のメインテーマである「お待たせ時間を最大限に短くし、かつ、最大限に患者満足度を

上げる」ために大切なこと、

それは、

● とにかく早くやる

● 「時間は有限資源である」という文化を院内に浸透させる

この2つを院内に文化として定着させることです。それが、後述しますが「電話は2コールで取る」「メールは24時間以内に返信する」のような具体的な行動に表れるのです。

繰り返しますが、まずは院長やリーダースタッフが率先してそのような行動をすることが重要です。**経営者や幹部スタッフが出来ないことを一般社員に求める会社は非常識であり、おそらくその会社の業績は決して良くないであろうことは容易に想像がつく**と思います。

弊社の例で恐縮ですが、弊社は「自分がされて嬉しいことを相手にもしよう」という経営理念があり、それと併せて「理念を実現する3つのS」と、理念浸透のための行動規範として「ニコキビハキ」というものがあります。

3つのSとは、「Speed」「Smile」「Surprise」であり、ニコキビハキの「キビ」とは、「キビキビ」です。このように素早い行動を院内に浸透するためには、弊社におけ

JCOPY 498-14856

る「Ｓｐｅｅｄ」や「キビ」のように、**理念や行動規範に組み込むというのも一案**です。

クリニックへの患者さんのファーストコンタクトはＷｅｂ化が進んでも電話であることが多いと思います。第一印象がその後を決める、「人は見た目が９割」の法則などと言われますが、クリニックではこの第一印象を決めるのが電話です。電話口の相手からはこちらは見えませんから、どんなに忙しくてもコール数が重なれば長く待たされたと感じさせてしまいます。ビジネス現場では３コール以内に出るのが一般的と言われていますので、「待ち時間対策」を行っているクリニックでは、「電話は２コールで取る」と良いと考えています。

加えて、電話応対では声が「見た目」となりますので、取る際も、一息ついてハキハキと明るい声で取るとより効果的です。

また、電話がある受付が待合室に接している場合、こうした「キビキビ」「ハキハキ」とした電話応対は、待っている患者さんにも好印象を与える効果が期待できます。

私はメールのやり取りにおいて、弊社とやり取りしている業者（あくまで弊社がサービスを受ける立場である場合の業者を指します。お客様、つまりクリニックの院長先生やスタッフ様とのやり取りにおいて、下記のように思うことは決してありません。当然のことながらそれはお客様だからであり、医業が本業である中で弊社をはじめとした数々の会社とやり取りをされていることを知っているからです。誤解なきよう、よろしくお願いいたします）から度々届く「お返事遅くなり申し訳ございません」という一文があまり好きではありません。それは返信が遅くなければ、この一文を打つ時間が削減出来ますし、メールの相手にこの一文を読ませる必要がないからです。

端的に言えば「そんな一文を書く時間があるなら、早く返信すれば良い」ということです。

つまりメールの返信が遅い（私の基準では24時間以上《※もちろん休日や長期休暇の場合は除きます》を経過しても返信がない場合は遅いと感じます）ことで、

- 「ご返信が遅くなり申し訳ございません」という余計な一文を打つ必要がある
- その余計な一文を相手に読ませることになる

という「二大無駄な時間」が発生するのです。これらは**些細な時間かも知れませんが、塵も積もればなんとやら**です。このような数秒を大事にする姿勢が、結果的に相手の時間を大切にしていることになると、私は信じています。

ついでに脱線したまま話を進めますが、**行動が遅くなることのリスクのひとつは「そのこと**

自体を忘れる」です。「後で〇〇しようと思ったけど忘れた」のようなものが代表例です。

「明日やろうは、馬鹿やろう」
「後でやろうは、馬鹿やろう」

などと、これまでいくつかのビジネス書や講演会で耳にしたことがあります。

前述したメールの例で言うと、数日前にメールを送った送信者が再度、「先日お送りしましたがお返事を頂けておりませんので……」と、同じ内容を再送信しなければならないという、かなり無駄な時間が発生します。この時点で先方からの大きなイメージダウンは避けられません。つまり**行動が遅いということは、相手の信用を失うことにも繋がる**のです。

「世の中には色々な人がいる」の言葉の通り、もちろん元々の性格が「マイペース」や「じっくり考えてから行動する」など、色々な人がいることは分かった上で、それでも私は、

「相手がある、かつ、結果が求められる仕事という分野においては、何事も素早く対応することが重要である」

という仕事観をかなり重視しています。

同時に、**経営者が今まで書いてきたような内容を日々の朝礼や定期的なミーティングで熱く伝え続けることで、次第にこの仕事観が院内に定着していきます。生々しい話ですが、その仕事観に合わせることが出来るスタッフはその職場で働き続けますし、合わせられないスタッフは辞めていきます。それが健全な組織**です。

▼そこに愛はあるんか?

冒頭に書きましたが、2017年に前著を刊行しました。前著のタイトル『なぜあのクリニックは待ち時間があっても満足度が高いのか?』にもある通り、**たくさんの患者さんが来院するクリニックで「待ち時間ゼロ」は非現実的**です。

それでは待ち時間があっても満足度を下げないためにどうしたら良いのでしょうか?

それは、ひと言で言えば「愛」です。

ある金融業の会社のコマーシャルのフレーズである「そこに愛はあるんか？」ではないですが、患者さんに対する愛ある行動で、多少お待たせすることがあっても満足度の低下を最小限に抑えられます。

「そこに愛がある具体的な行動」とは、例えば、

- 電話は、2コールで取る（前述しました）
- 3コール以上鳴らしてしまった場合には、「大変お待たせしました」をご挨拶の冒頭につける
- 「現在、お待たせ時間の目安は〇〇分です」という案内を受付カウンターに置く
- 職種に関わらず笑顔（コロナ以降、現時点では医療従事者だけでなく患者さんもマスク必着ですが、マスクを着けていても笑顔であるかどうかは目を見れば分かります）で対応する
- 特にファン患者（長期間通って下さっている・多くの方をご紹介下さっている・自費治療を受けて下さっている等）には、「●●さん、こんにちは。お待たせしました」とお名前を添えた上で対応する
- 受付スタッフから見て「この患者さん、結構お待たせしてしまっているな」という患者さんには、受付カウンターを出て該当患者さんの下に駆け寄り「●●さん、お待たせし

て申し訳ございません。あと●名でお呼び出来ますので、今しばらくお待ちください」
とお声を掛ける

- お待たせしてしまった患者さんには、診察室で医師からも「●●さん、お待たせしました」
とお声掛けする

などなどの「目配り・気配り・心配り」によって、お待たせしている患者さんの満足度が上がることは難しいかも知れませんが、少なくとも大きなお叱りの声に発展することは少ないと感じます。

▼スタッフ満足度が高いクリニックは、お待たせ時間が短い？

２００５年からクリニック経営コンサルタントとして活動して約20年、実に多くのクリニックを拝見して感じることは、

「同じ手法を取り入れようとしても、クリニックによって効果は全く異なる」

ということです。

JCOPY 498-14856

もちろんそれはクリニックの立地や診療科目の違いもありますが、**何よりも大きいのは院長のスタッフに対する姿勢と、それに伴うスタッフ満足度の違い**です。スタッフ満足度が低いクリニックとは、概ね院長とコミュニケーションが取れていないクリニックですので、日々の挨拶や診療の合間のちょっとした会話の他、

- **1カ月に1回のミーティング**
- **3カ月に1回の個人面談**

を推奨します。

ミーティングは、1カ月に1回、60分程度をお勧めします。これは後述する個人面談も同様ですが、「時間があったらやろう」、「余裕が出来たらやろう」では実施することはありませんので、例えば「毎月第4水曜日の14時から15時」という形で**予め時間をブロックすることが大切**です。

▼開業医とは、経営者でもある！

ミーティングについてこのようにお伝えすると、「その時間は往診がある」、「その時間を削ると患者さんが困る」、「その時間を捻出した分、売上が下がる」と思う院長もいるかも知れま

せんが、**開業医とは勤務医と異なり診察だけをやっていれば良い立場ではなく、経営者でもあるとお伝えしたいです。**

経営とはマーケティングとマネジメントに大別されます。

マーケティングとは、

- どうすれば患者さんが増えるか？
- どうすればある治療メニューの患者さんが増えるか？

など、主に医業収入を増やすような事柄を考え、行動することです。

一方、マネジメントとは、

- どうすれば応募が増えるか？
- どうすれば自院に合った応募者が増えるか？
- どうすれば今のスタッフが長期間勤務出来るか？

など、主に内部固めについての事柄を考え、行動することです。そう考えますと**マーケティングとマネジメントとは、スポーツのオフェンスとディフェンスに似ている**かも知れません。

つまり開業医とはメイン業務である医師をしながら、オフェンスもディフェンスもしているのです。メジャーリーガーの大谷翔平選手は投打の二刀流で活躍していますが、開業医はある意味でそれよりも大変な労力がかかります。

だからこそ、クリニック経営活性化のためには院長だけでなくスタッフも一緒に考え、取り組むことが重要であるという思いで、２００９年に**「スタッフが院長の目指す医院や診療レベルを理解し、その実現のためにスタッフ全員で力を合わせ、院長・スタッフがキラキラと輝きながら仕事ができる医院の創設」**を目的とした勉強会である、医経統合実践会を作ったのです。

やや話が逸れてしまいましたが、**マネジメントという観点から考えた時、1カ月に1回、60分程度の診療時間を削ることは経営者として非常に大切**です。

2

効果的なミーティングとは?

ミーティングで何をしたら良いのか?

「かつてはミーティングをやっていたんですが、私だけが喋っていて、スタッフはみんな下を向いてまるでお通夜のようでしたので、いつの頃からか止めてしまいました」という院長も多いです。ちなみに私が考える理想的なミーティングとは、

「院長は殆ど喋らず、スタッフたちがクリニック経営活性化のために不可欠な

- 長期的な増患増収
- 良い人財の離職率の低下
- 良い人財の採用の成功

を実現するための具体策を考える場であること」

です。これを理想とするものの、もちろんすぐにこうなる訳ではありませんので、以下にこう

なるためのステップをお伝えします。

なお、本書の170ページに「当院におけるミーティングとは、こうあるべし」と明文化したミーティングルールのフォーマットをプレゼントするご案内を掲載していますので、ぜひご活用下さい。

▼まずは院長が伝え続ける！

「私だけが喋っていてお通夜みたいな……」と前述しましたが、こうなる理由は、

①院長によるスタッフの信用を損ねるような言動が相次いでいる
②院長とスタッフの仕事観があまり合っていない
③ミーティングで院長から語られる内容がスタッフへのダメ出しばかりで、聞いているだけで疲弊する
④「なんのためのミーティングなのか」「ミーティングでどんな結果が得たいのか？」「どんな姿勢でミーティングに臨んで欲しいのか」などがスタッフに伝わっていない

おおむねこのどれかです。それぞれ対策をお伝えします。

④については、前述したミーティングルールのフォーマットをスタッフに伝えることで改善

が期待出来ます。

③は、私も常日頃出来ている訳ではありませんが、多くのクリニックは女性スタッフによって構成されるものであり、特に女性スタッフに必要なのは**給与や休暇などの「物理的財布」**だけでなく、**感謝・労い・褒める・共感などの「心理的財布」**をなるべく満たそうとすることです。

①を改善するために必須なのは、後述するスタッフとの個人面談です。

②は、既存スタッフに院長の仕事観を伝え続けることが大切です。その中で変化していくスタッフもいれば自院を去っていくスタッフもいます。それはどのようなクリニックでも避けては通れない道です。

ここで重要なのは、院長の伝える仕事観を10人が聞いて、少なくとも5人（つまり半分程度）は「それは特におかしくないんじゃない?」と感じる内容であることです。

たとえば「うちみたいな10人以下の小さなクリニックに就業規則など必要ない！」という仕事観は、20年前でしたらそれで通用していたかも知れませんが、これだけ様々な場面でコンプライアンス（法令遵守）が叫ばれている現代においては通用しないと言わざるを得ません。

つまり「就業規則は必要ない」という仕事観は、すごく仕事への意識や情熱が高い人は「まぁ別に良いんじゃないの」となるかも知れませんが、その割合は10人中1～2人程度と捉えて良いでしょう。つまりその院長の仕事観は変えた方が良いということです。就業規則と聞くと、「労働時間」「休日・休暇」「賃金・手当」のイメージをもたれる方も多いかと思われますが、勤務時の服装や設備の利用、禁止事項等の勤務ルールを定める服務規律や、賞罰、異動、退職・解雇・休職などの規定を定めることができます。これらは、クリニック内のルールの明確化につながり、スタッフ間での不公平感の緩和や、労使面でのトラブルや訴訟リスクの回避、規模拡大時の負担軽減などにも役立ちますので経営の強い味方ともなります。

皮肉な話ではありますが、**多くの医師・開業医・経営者の所謂、「一般的に成功していると思われている人達」は、労働時間度外視で努力してきた人達であり「成功（成長）するためには、普通のことをやってちゃ駄目だよ。人の何倍も努力しなきゃね」という仕事観が、自然と身に付いてしまっています。**かくいう私も7年間コンサルティング会社で勤務した後に独立しましたが、在職期間中有給休暇を1度も取ったことがありません。

JCOPY 498-14856

しかし現実的に多くの社会人が雇用されている側であり、より広義に「普通は」を解釈するのでしたら、現代においては就業規則を整えることは普通と言わざるを得ません。

一方「応募者に安心感を与えるためにも、私（院長）はもちろん、スタッフの写真もホームページに載せたい」という院長の仕事観はどうでしょうか？　例えば美容院、タクシー会社、スーパーマーケットなど業種業界に関わらず、載せている企業が多数あります。

事実、弊社のお客様のほとんどがホームページのみならずインスタグラムやＹｏｕＴｕｂｅ、ＬＩＮＥなどのＳＮＳに多数のスタッフの写真を掲載しています。弊社基準では10医院様中５医院様は掲載されていると言って差し支えなく、つまり「応募者に安心感を与えるためにも、私（院長）はもちろん、スタッフの写真もホームページに載せたい」という院長の仕事観は正しいと判断することができます。

このように少なくともその仕事観を聞いた半数の人が「それはおかしくないと思う」と判断する内容でしたら、繰り返し伝え続けることが重要です。その中でクリニックに残るスタッフと去るスタッフに分かれますが、前述したようにそれは組織の成長の上で避けては通れないことです。

その後、院長の感覚で少なくとも8割程度のスタッフが自身の仕事観と合っているなと感じるクリニックが出来た後、重要になるのは「自院（それはつまり院長と言い換えても良いです）の仕事観と合う人財を採用する」ということです。

採用についてはそれこそ一冊の本が書けるような壮大なテーマですし、実際に弊社では採用に関する商品があるくらいですので、もし採用でお困りの院長は下のQRコードを読み込んで頂けましたら幸いです。

クリニック
人材採用成功
マニュアル

▼その取り組みは何のためですか？

これまで、ミーティングがお通夜のようになっている要因について4つ取り上げましたが、改めて「③ミーティングで院長から語られる内容がスタッフへのダメ出しばかりで、聞いているだけで疲弊する」について掘り下げます。

これはミーティングだけに限らず、全ての取り組みについて言えますが、診療以外の取り組みを実施する上で、

- **「何のためにその取り組みをやるのか？」が、院長の中で明確になっていること**

●**「何のためにその取り組みをやるのか？」が、スタッフに伝わっていること**

この2点が特に重要です。

そう考えますと、例えば、「他のクリニックがやっているから、うちもやりたい」というのは、それが院長の思いとしてスタッフに伝わることはありませんので注意が必要です。

●何のためにその取り組みをやるのか？が、**「スタッフに伝わっている」**ことと書いたのがとても重要です。**「スタッフに伝えている」ではなく、「スタッフに伝わっている」です。**前者は、「私（院長）は伝えたけど、スタッフにどう伝わったかは分からない」と、やや厳しい表現をすれば無責任な姿勢と言わざるを得ません。

ちなみに**「伝えたか」「伝わったか」の違いは明確で、伝えたことが実践・継続されていれば、それは「伝わった」と判断して良い**と思います。

さて、ここでミーティングに戻りますが、私が考えるミーティングとは、

「スタッフたちがクリニック経営活性化のために不可欠な、

- 長期的な増患増収
- 良い人財の離職率の低下
- 良い人財の採用の成功

を実現するための具体策を考える場であること」と定義しています。前述したように理想的なミーティングとはこの定義の冒頭に「院長はほとんど喋らず」が加わります。

本書をお読みの院長が私の考えるミーティングの定義と同じような価値観をお持ちであれば、スタッフへのダメ出しすることがこの定義の実現に近付くのか否かは考えるまでもないと思います。

▼院長の考えを伝えるお勧めの方法とは？

とは言っても、何でもかんでも褒めたり感謝したり労うことで院長の目指すチームが作れる訳ではありません。指摘したり、時に叱責するのは避けては通れません。それは組織を率いる者の宿命です。ここで**大切なことは、「どのように伝えるのか？」であり、お勧めの方法は、「文**

章にする」ことです。

文章にすることは、

- **口頭よりも冷静に伝えられる**
- **スタッフに伝える前に推敲出来る**
- **形に残るので、言った言わないを避けられる**

これだけのメリットがあります。私も気になることや指摘したいことがある場合には、「書面ミーティング」という形で文章にしてメンバーに読んでもらっています。

ご参考までに2024年5月24日の「書面ミーティング」をご紹介します。

・特に「視覚」と「嗅覚」にご注意を

いつもの「今日お願いしたいこと」にも書いていますが、季節の変わり目、しかもジメジメした時季です。電車に乗っていても体臭が気になる季節になりました。

「お客様満足度を上げよう」

よく耳にする言葉です。日々「それって、具体的にどういうことなのだろう?」と考えています。

で、現時点での私の結論は

「お客様の五感のご満足度を上げる（少なくとも下げない）」

です。五感とは視覚・聴覚・嗅覚・味覚・触覚であり、私たちに当てはめると

視覚

ご満足度が上がる……清潔感がある／姿勢が良いなど、立ち振る舞いが美しい／笑顔でご対応する

ご満足度が下がる……不潔感がある／姿勢が悪いなど、立ち振る舞いが美しくない／暗い表情でご対応する

聴覚

ご満足度が上がる……セミナー会場内を流れるBGMの音量が適切である

ご満足度が下がる……セミナー会場内を流れるBGMの音量が大きい（小さい）／受け答えの際の声が小さい（大き過ぎるという人はあまりいないと思いますが）

嗅覚

ご満足度が上がる……適度に良い香りがする

ご満足度が下がる……口臭／体臭

が、私たちが特に意識すべき点です。※味覚や触覚も厳密には該当項目があるかも知れませんが、こ

こでは割愛します。

右記をもう少し深掘りします。

視覚について

① ニキビ（吹き出物）

② 鼻毛

では、自身で改善出来るのは明らかに②です。厳密には①も自身で気を付けられる点もありますが、自らの意思で吹き出物が出来る人はいません。一方、鼻毛は自分で小まめにチェックすれば防げるものです。

この「自ら改善出来るか否かを考え、改善出来ることは善処する」は、一般の会社よりも更に高い精度が求められているのだとご理解下さい。

体臭や口臭も同様です。

もし皆様がセミナーに参加している側で、運営スタッフに話し掛けに行った際、そのスタッフに気になる体臭や口臭があったら、話し掛ける前と全く同じ感情でいられるでしょうか？

前述したように、体臭や口臭も自身の心掛けでかなり防げます。

私は歯科のコンサルタントを経て医科のコンサルティングも始めたという経歴を持つので尚更そう思うのですが、歯科医院の先生・スタッフ様は相手の歯（口腔内の状態）をよく見ています。

先生によっては「うちの医院を出入りする業者さんには、しっかり3カ月に1回の定期検診を受けて欲しいくらいです」と明言する院長先生もいらっしゃいます。という訳で「3カ月に1回、定期検診に行く」の他、まずは社内において昼食を摂られた後は歯を磨くということを推奨します。

特に臭いについてのマイナスな感情は、結構長い間相手の印象に残りますので、常日頃の小まめなケアが大切です。

以上のことも含め、もちろん私自身にも自戒の念を込めてお伝えしていますが、差し当たり私が多くの人に実年齢よりも若く見られているのは、五感の中でも特に視覚と嗅覚についてはかなり高い精度で気に掛けているからです。

特に社歴が長い○○さんや○○さんには何度かお伝えしていますが、私たちの会社はコンサルティング業である一方で、特に他の業種よりもメンバーひとりひとりが商品である要素が強いという意味では芸能事務所に似ています。

実践塾などの社外活動は言うまでもなく、社内業務おいても、特に視覚と嗅覚について高い精度で取り組んで下さい。これは「お願い」よりも「指示」に近いレベルのメッセージです。

如何でしょうか。結構ストレートに記載していることがお分かり頂けたと思います。これは個人の誰ではなくメンバー全員に向けて、「今後も、私自身も含めて全員で気を付けましょう」という意味ですので、このように赤裸々に書くことが出来ます。

大事なことですので追記すると、**この院長の思いを文章にするというのは、**

- **長文であればある程**
- **読むのを課すのが診療時間外であればある程**
- **院長の思いが配信されてくるのが休診日や早朝深夜である程**

スタッフの気持ちが下向きになるリスクがありますので、くれぐれもご注意下さい。無論前述した弊社の書面ミーティングも業務時間中に読んでもらっています。

「院長からSNSに時間や勤務日に関係なく次々と投稿されてきて、院長は『休日は無理に読まなくて良いから』と言うんですが、投稿されたのが分かるだけでも『読まなきゃ』という気持ちになりますし、休んだ気がしません」

というスタッフの訴えは、日々のコンサルティングでちらほら耳にする内容です。

もちろん日々院長も診療に追われている中、診療以外の内容をスタッフに伝えるにあたって、それが診療時間外になってしまうことは大なり小なり仕方のないことであると思いますが、**せっかく院長が時間を掛けて作った文章ですから、スタッフに少しでも前向きに読んでもらうためには、投稿時間や投稿頻度は注意が必要**です。

例えば「院長の思いを文章にして印刷、翌日の朝礼前までに必ず読んで朝礼に臨むこと」みたいにすると、このようなトラブルが防ぎやすくなると思います。

3

チームを結成し、ミーティングを開こう！

チームを結成しよう!

ある程度院長の仕事観が伝わった上で、次のステージは、**チームのひとつとして「待ち時間対策チーム」を設置することをお勧めします。**

この「チーム」とは、

● 採用チーム
● 教育チーム
● モチベーションアップチーム

のように、クリニック経営活性化に不可欠なテーマ毎にチームを作り、スタッフに担当してもらうことです。

この「チーム」はクリニックによって、

●プロジェクト
●委員会
●大臣

などの名称があります。自院に最もしっくりくる表現で良いです（以下は、「チーム」と統一します）。**チーム構成ですが、1チームあたり多くても2名であることを推奨します。**クリニックによっては1チームあたり担当スタッフ1名としているところもあります。

「多くても2名」としているのは、多くなればなる程「誰かがやってくれるだろう」という、所謂「非当事者意識」になりやすいからです。

そして、それぞれのチームで実践している取り組みの進捗状況をミーティングで発表してもらうのです。院長やリーダースタッフがそれぞれの**チームの発表において特に重要視すべきは**

「何を・なぜやるのか・どのように・誰が・いつから、が明確に定まっているか？」

です。今後も何度か書くかも知れませんが、クリニックは概ね女性スタッフ中心の組織であり、多くの女性は「いつから・誰が・どのように等を考えることは出来ても、決めるのは決して得意ではない」と言えます。

JCOPY 498-14856

しかし、そもそも決断しなければ次に進まないのですから、上記項目が決断出来ているかを特に院長やリーダースタッフが注視することが大事です。

▼司会と書記をスタッフが担当する

司会と書記はミーティングが円滑に進むために必須の役割です。司会がいないミーティングは、司会者不在のバラエティ番組と同じです。そんな番組が成立しないことは明らかです。

司会担当スタッフが戸惑わないために大切なもの、それは進行表です。このような流れで良いのではないでしょうか。

①今後の予定
②各チームの取り組み進捗状況
③今月分の患者さんからのご意見
④院長先生よりお話
⑤その他報連相

ちなみに、①の前に「最近嬉しかったこと」を院長・スタッフが発表しているクリニックもあります。本題に入る前に場の空気を和らげる、所謂アイスブレイクの役目を期待しています。

③は、この1カ月間、口コミに投稿された内容や、院内にご意見箱のようなものを設置していた場合、それについての振り返りを行います。

書記担当スタッフはノートパソコンに次々と内容を打ち込んでいきます。**これだけデジタル化やペーパーレスが叫ばれる昨今ですので、ノートに記入するよりもパソコン入力を推奨**します。

また、おそらく本書を読まれるような意識が高い院長のクリニックでは、日報や連絡事項をノートではなくＬＩＮＥ ＷＯＲＫＳなどを使用していると推察しますので、書記担当スタッフの入力した内容をそのままＳＮＳにもコピー＆ペーストすることで清書する手間が省けます。

併せて、**パソコンへの入力はスタッフのブラインドタッチのトレーニングという目的もあります。**

特に診察している医師の横でカルテ入力をするシュライバー（クラーク）の入力スピードの早さは、診療スピードに直結するため、ブラインドタッチの習得が重要です。

JCOPY 498-14856

これは本書をスタッフがお読みであることを想定してお伝えしますが、医療従事者であって**もパソコンスキルは非常に大切な社会人としてのスキルであり、まず習得すべきはブラインドタッチ**です。

ブラインドタッチは1日15分の練習を1カ月継続すれば、それなりに形になります。ＩＴ企業で働いている訳でもなく、職業がシステムエンジニアな訳でもないのですから「それなり」で良いのです。

ちなみに15分の「練習」と書きましたが、これは具体的には、

ブラインドタッチ　練習　無料　検索

このような言葉で検索したら、それに関するＷｅｂサイトがいくつも表示されますので、その中から「これがやりやすそう」と思うサイトを使って練習することを指します。

社会人になればあらゆる面において自己責任ですが、自身の商品価値をどれだけ上げるかも自己責任です。そのような中で、「パソコンが使えない」とは、厳しい言い方をすれば「社会人としての商品価値がない」と同じ意味ですので、ぜひ前述した「1日15分の練習を1カ月継続」

を実践して下さい。

なお、司会も書記も機能するためには、

1月 司会：Aさん／書記：Bさん
2月 司会：Cさん／書記：Dさん
3月 司会：Eさん／書記：Fさん

というふうに、**予め司会も書記も決めておくことです。半年〜1年先の担当まで決めて良いです。**

▼理想は院長不在でもミーティングが行われること

弊社の話で恐縮ですが、私は日々のほとんどを日本全国におられるクライアント様のコンサルティングに費やしているため、出社するのは月に2日程度です。

そのうち月に1度は私も参加するミーティングを実施しますが、また別日にメンバーだけのミーティングを実施しています。これを実施するために私がメンバーに伝えているのは、

- **必ず理念に沿った言動であること**
- **今後やることを明確に（いつから・誰が・どのように等）決めること**
- **万円単位のお金が必要な際は報連相すること**

大体こんな感じですが、このように**基準を明確に示すからこそスタッフだけでもミーティングが開催出来るの**です。

すぐに院長不在のミーティングを円滑に開催するのは難しいかも知れませんが、これまでお伝えしてきたステップを経て必ず実現しますので、ぜひ頑張って下さい。

4

個人面談実施のポイントとは？

個人面談で最も大切なことは？

次に13ページに記載した「スタッフ満足度が高いクリニックは、お待たせ時間が短い？」で示した二つ目、個人面談についてです。前述したように**3カ月に1度程度をお勧めします**。これも**ミーティング同様、予め時間をブロックすることが重要です**。「時間があったら面談しようね」では実現しません。

スタッフがモチベーションを下げたり、退職していくのは段階があります。概ねどのようなスタッフも入社当初はやる気に溢れています。

極端な話ですが、前日までやる気があったスタッフが翌日退職するということは、基本的にはありません（もちろんゼロではありませんが）。

では、どのような段階で退職していくのかと言いますと、**院長や職場に対して疑問を感じ、**

疑問が解消されないと次第に不安を覚え、不安が払拭されないと不満を募らせ、遂に退職していきます。つまり、

疑問→不安→不満→退職

という流れです。

この疑問を解消するために有効な手法が個人面談なのです。ちなみに現在は個人面談を「1on1（ワンオンワン）」や、「1 on 1ミーティング」と表現するクリニックもあります。これも自院にしっくりくる表現で良いです。

スタッフの退職を防ぐ重要な手法のひとつである個人面談ですが、**この個人面談で何よりも大切なのは、**

「スタッフが『院長先生が私の話をしっかり聴いて下さった』と感じること」

です。スタッフがこのように感じるためにやってはいけないNG行動が大きく2つあります。

① スタッフの話を遮る

これが最もＮＧです。

もちろん院長の言い分もあろうかと思いますが、一方でスタッフの言い分もあります。それぞれに正義があるのが正常な人間関係なのですから、まずはスタッフの抱える正義を冷静に落ち着いて聴いて下さい。おそらくその内容の中には全てではないにしても、「確かにそれはそうかもな」という箇所がある筈です。

そのようにしてスタッフの言い分をひとまず全て受け止めた上で「確かにそうだね。○○さんの言いたいことも分かります。その一方で私（院長）はこのような意見なんだけど、それについて○○さんはどう思いますか？」と、院長の正義も伝えてみて下さい。

院長の仕事観に近い人材であればある程、受け止めてくれるのではないでしょうか。

②腕を組む、脚を組む、のけぞる

これは所謂「ブロックサイン」と呼ばれ、聞き手がブロックサインを出していると、話し手は、「この人は私（の話）を拒絶しようとしている」と感じますので注意が必要です。

相手の態度や反応は、自分の態度や気持ちを映し出しているという意味である「人間関係とは鏡」

とは、既に多くのビジネス書で綴られているメッセージですが、それだけ多く語られてきているメッセージということは、普遍の事実と受け止めて良いのではないでしょうか。

院長がスタッフを理解しようとする態度であればある程、スタッフも同じようになってくれますし、もしそうならなければ、そもそも院長とそのスタッフの仕事観が合わないのですから、そう遠くない未来にそのスタッフは退職していくことでしょう。それは「健全な退職」です。

▼もし院長が3カ月に1度の時間が作れない場合は……

もし、院長が3カ月に1度の面談が実施出来ない場合は、院長が半年に1度、主任やリーダーなどの肩書が付いているスタッフが半年に1度という頻度で面談することも一案です。

こうすれば院長で年間2回、リーダースタッフで年間2回、合計4回、つまり3カ月に1度の頻度と同じことになります。

元々私は、「院長（つまり経営者）は、院長にしか出来ないことに時間やエネルギーを投じるべきである（換言すれば、院長でなくても出来ることは少しずつスタッフに移譲していくということです)」という仕事観を持っており、スタッフ面談も絶対に院長でないと出来ないことではありません。

その視点からも、院長が3カ月に1回よりも前述の通り**院長が年間2回、リーダースタッフが年間2回という頻度の方が望ましい**と思っています。

また、リーダースタッフが面談をすることは、「院長には言いづらいけど、同じスタッフという立場であれば、言うことが出来る内容」を吸い上げることが出来るというメリットもあります。

本書のメインテーマではありませんので程々にしますが、リーダースタッフの有無はそのクリニックが医経統合が実現するか否かの大きな分岐点のひとつです。

「リーダーを任命したいけど、どうしたら良いのか分からない」「一応リーダーという立場のスタッフはいるけど、いまいち機能していない気がする」というクリニックは、ぜひ拙著『クリニックのリーダースタッフに大切にしてほしい7RULES』(中外医学社)をご一読下さい。

また、私が弊社メンバーをどのように教育しているかは、教育に関する弊社の商品『クリニック人財教育成功マニュアル』に掲載していますので、ご活用頂ければ幸いです。

以上、ここまで「開業医は経営者でもある」という観点からミーティングと個人面談の重要性をお伝えしました。

クリニック
人財教育成功
マニュアル

JCOPY 498-14856

5

医院の方向性を明確にする

医院の方向性を明確にしよう！

具体的な待ち時間短縮の取り組みを実施する上での近道であり、かつ、慎重に考える必要があることは、

「自院はどのようなコンセプトのクリニックを目指すのか、方向性を明確にすること」

です。ここを見誤りますと、後述する取り組みの数々は単なる机上の空論になります。

そこでお勧めなのが、自院がお手本とするクリニック（モデリング医院）を明確にすることですが、一点注意があります。

よく起こりがちなのが、

「○○クリニック（モデリング医院）はスタッフが○人なのに、一日○○人の患者さんを診ている。なぜうちはそうならないのか？」

のような気持ちに院長がなることです。さすがに他の診療科目のクリニックをモデリング医院にすることは考えにくいですが、診療科目以外にも

①予約制なのか否か
②電子カルテなのか、紙カルテなのか
③どのような診療内容なのか
④モデリング医院ではやっていないことで、自院がやっていることがあるのではないか
⑤そもそも、本当は院長はどのような診療をしたいのか

などを考慮した上で、院長の考え方や診療スタイルと近いクリニックをモデリング医院に据えないと、後にスタッフと一緒に見学に行っても、

「●●クリニックは電カルですが、うちは紙カルテですので単純な比較は出来ませんよね」

と、スタッフに思われてしまうことは必至で、そうなると「何のために見学に行ったのか……」「見学に行ったことで、かえってスタッフの士気が下がった」のような事態になりかね

ませんので、くれぐれも注意が必要です。
では、このコンセプトを固めるための考え方につき、予約制を例にみてみたいと思います。

▼予約制のメリット・デメリット

予約制にするメリットは、基本的に予約ですので患者さんにとって、「何時頃に行けば良いのか?」、「あとどれくらい待つのか?」などの重要情報が分かりやすく、結果的に「あと、どれくらい待ちますか?」のお問い合わせが減ったり、「予約時間が近付いたら、また来よう」と、一旦外出することで、「待合室に患者さんが溢れて座るスペースがない」などの事態が防げます。

一方で、例えば予約が11時であれば、診察するのが11時を超過すればする程、「11時の予約のつもりで来たのですが、一体いつまで待たせるんですか?」という声が大きくなり、かつ、口調も厳しくなります。

あくまで私の肌感覚なものですが、医療機関ですから11時の予約に対して11時ジャストに凄くこだわる患者さんは決して多くないですが、おそらく許容範囲はMAX30分程度です。換言すれば「お待たせしても30分以内には診察にご案内出来るくらいの予約枠を予め設定しておく必要がある」ということです。

予約制のデメリットを続けますが、予約制を導入することで診察する患者数は減ります。つまり医業収入の減収です。

本書を熱心に読まれる読者様ですので、容易に想像はついていると思いますが、待ち時間が長いクリニックであればある程、スタッフは、「予約制にしましょう！」と院長に進言します。

それは、「当院の大切な患者さんをお待たせしたくない」という表ニーズももちろんありますが、「先生に直接文句を言う患者さんは皆無で、私たちが患者さんから怒られるんです。私たちだって嫌な気持ちになりたくありませんので」という裏ニーズから予約制を進言するのです。「人の数と同じくらい、正義の数もある」と前述した通り、スタッフのこの主張も決して間違ってはいません。

あとは院長の方向性です。つまり前述した「⑤ 本当は院長はどのような診療をしたいのか」です。

待ち時間を短くすることを最優先にするなら予約制を導入した方が良いですし、やはり診察人数は減らしたくないということであれば、予約制の導入は現実的ではありません。

JCOPY 498-14856

最も大切なことは、「院長の考えをスタッフに伝えること」です。

▼▼ オススメ時間予約手法

患者さん1人あたり5分を目安にしている場合、例えば9時から9時半の間に6人を診察するということです。

この6人の患者さんに「9時からの枠で予約しました」と伝え、当日来院順に診察しているというクリニックもあると思いますが、それであれば**9時から9時15分の枠に3人、9時15分から9時半の枠に3人という予約枠の方が診療の流れがスムーズ**になります。

前者の場合、9時ちょうどに6人が来院すると必然的に6番目の患者さんは9時半頃に診察することになり、つまり患者さんからすれば「9時からの予約で来たのに、30分も待たせるとはどういうことだ！」と怒りの言葉があることが想定出来ます。

また、クリニックによっては同じタイミングで多くの患者さんが来てしまうと駐車場が停められないという事態も起こりやすくなります。

これが後者の9時から9時15分に3人の診察、9時15分から9時半に3人の診察という形は診察人数こそ同じ6人であるものの、前述したお怒りの言葉があるリスクが前者よりも低く、駐車場問題のリスクも緩和する可能性が高いです。

「30分間に●人の診察枠を設定している」というクリニックは、30を15分に変更してみて下さい。

▼本当はどのような医院にしていきたいのですか?

また、これもモデリング医院にスタッフと一緒に見学に行った際によく起こりますが、モデリング医院の院長先生が極端に言えば「私じゃなくても出来ることは全部スタッフにやってもらいたい」という仕事観を持っているとします。

そうなるとカルテ入力を担うシュライバー(クラークと表現する医院もあります)の導入はもちろん、検査結果や疾患などの説明をスタッフにやってもらうことになります。必然的に院長が患者さん1人あたりに費やす時間は短くなります。

ここで問題なのはモデリング医院に学びに来た院長が、実は「患者さん1人ひとりに院長自身がじっくり向き合いたい」という、極論すればモデリング医院の院長と真逆の仕事観を持っている場合です。

このモデリング医院に院長ひとりで見学に来たのであれば大きな問題になりませんが、スタッフを一緒に連れて来た場合、

「モデリング医院の先生は診察早いですもんね」
「うちの医院も院長が喋らなきゃ良いと思います」

みたいな声が挙がることは、火を見るよりも明らかです。こうなってしまうと、「そもそも何のための医院見学だったのか?」ということになってしまうのです。

しかし現実的に、実際に見ることなくその医院がモデリング医院に設定出来るかどうかの判断は難しいですので、スタッフには、

「○○クリニックが、当院が今後目標にしたいようなクリニックかどうかは、実際に私（院長）も見ていませんので分かりません。実際に見たら、『これはうちと合わないな』という点もたくさんあると思います。ですから今回は○○クリニックの素晴らしい点やちょっとでも取り入れたい点を中心に見るようにして下さい。その上で見学後も○○クリニックが当院のモデリング医院として相応しいかどうかを一緒に考えましょう」

という事前の説明が不可欠です。

▼時間を掛けて診察したい先生は……

コンセプト固めの中で、患者さん一人あたりの時間と向き合い方は頭を悩ますところだと思います。

「病院では次々と患者が押し寄せ、ひたすら診察する日々でした。思えばロクに患者さんの方を見ず、ひたすらカルテを打ちまくっていました。私がやりたい医療はこういうのじゃない！という思いで開業したんです」

という院長もいると思います。もちろん素晴らしい考え方です。特に患者さんの立場では「こんな医師に診て欲しかった！」という医師像と言っても過言ではありません。

しかし前述したように、開業医は医師であると同時に経営者ですので「スタッフが自院の仕事にやりがいを持てているか？」と、スタッフに思いを馳せるのは極めて重要です。

これも前述しましたが、「一体いつまで待たせるんだ！」と激怒する対象は医師ではなくスタッフ（特に受付）です。**院長が崇高な思いで診療するのは医師として大事なことですが、一方で院長の気付かないところで患者さんの言葉がスタッフに刺さっているかも知れないことを配慮することは、経営者として大切な姿勢**です。

同時に、あまりにお待たせ時間が長い場合は、非常に低い点数と共に辛辣な内容をＧｏｏｇｌｅマップなどの口コミサイトに投稿される可能性が高まりますし、さらに想像を進めればスタッフが患者に扮して投稿することも現代においては十二分に考えられます。

このような事態を防ぐための取り組みとして、

① **1時間あたりの診察人数を設定する**

② **①をあまりに超過する場合は「診察は最多で何人まで」と線引きする**

③ ①をあまりに超過する場合は、二診など複数の医師が診察出来る体制にする

などが現実的です。それぞれ解説します。

①：1時間あたりの診察人数を設定する

診療科目や診療に対するこだわりによりますので、「1時間あたりの診察人数の目安は何人です」と十把一絡げに論じることは出来ません。

しかし、「おそらく自分の診療スタイルだと、患者さん1人あたり○○分くらいは要するな」というのは、これまでの経験で分かると思いますので、自ずと1時間あたりの診察人数も予想出来ると思います。

②：①をあまりに超過する場合は「診察は最多で何人まで」と線引きする

これは診療科目によって繁忙期と閑散期で来院人数に大きな差があるクリニックにて、繁忙期での話です。

これも十把一絡げな表現は難しいですが、これまでコンサルティングで数千のスタッフとの個人面談をして感じるのは、

「通常の勤務終了時間から1時間以上業務時間が長くなると『このクリニックは帰るのが遅くなる』と、スタッフが不満を募らせる可能性が上がる」

ということです。

これは、「立場が変われば、正義も変わる」ということですが、院長としては「患者さんが来ているのに、それを断ることは出来ないだろう！」、スタッフは「私には帰宅したら家族の食事の準備をしたり、たくさんの家事が待ってるんです！」と、どちらも決して間違ってはいません。

この場合、歩み寄るしかなく、その折り合う点の限界ラインが前述した、「通常の勤務終了時間から1時間を超えない時間内で仕事を終え、医院を出ることが出来る位の来院人数とする」ということです。

しかも、**この状況が長く続けば続く程、スタッフが退職する確率も高まります。「それならそれでやむを得ない」と考えるのか、「それは色々な意味で困るから、もう少しスタッフに寄り添おう」なのかは院長の経営判断**です。

③：①をあまりに超過する場合は、一診など複数の医師が診察出来る体制にする

医師採用が本書のメインテーマではありませんので、深掘りしませんが、院長だけに依存しない体制づくりは、より組織が永続するために不可欠ですので、今後も増患増収が見込めるようでしたら、積極的に進めて良いと思います。

院長の卒業大学、勤務医の頃や医局での繋がりなどの縁故採用が最も現実的です。一方、このような採用方法を実施出来ない場合には紹介会社経由などになりますが、「紹介料が高額である」「院長の期待するような医師ではないことがある」などのデメリットも念頭に入れる必要があります。

複数医師による診察体制が実現することで、院長はより専門知識が必要な患者さんや自費診療の患者さんを担当し、勤務医は慢性疾患の患者さんや、「診察医師は誰でも良いので、とにかく待ちたくない」、「いつもの薬を処方してくれれば良い」のような患者さんを担当する、という棲み分けが出来ます。

それでは次にモデリング医院の見学に行った際のポイントをお伝えします。

6

モデリング医院に見学に行こう！

クリニック経営も「守破離」が重要

これまで多くのビジネス書を読んでいる院長やスタッフには釈迦に説法のような話ですが、クリニック経営成功のために「守破離」はとても大切な考え方です。

念のためにお伝えしますと、守破離とは師弟関係において技を習得する段階を指します。ちなみにそれぞれ以下の意味です。

守：まずその考え方や、やり方を受け入れ、そっくりそのまま実行すること

破：他の師匠や流派の教えも学び、良いものや自分に合うものを取り入れ、さらに精度を上げること

離：一つの流派から離れ、独自の新しいものを生み出し確立すること

これを「クリニックにおける待ち時間対策」という視点で捉えますと、

- まず、モデリング医院から徹底的に学ぶ
- モデリング医院の手法をやり込んだら、その他の複数の医院を見学する
- モデリング医院をはじめ、複数の医院を見学した後、自院の独自の手法を確立する

という流れになります。

▼モデリング医院をどう探すか？

弊社は医経統合実践塾という年4回のセミナーを2024年現在、東京・名古屋・大阪・博多・札幌で開催しています（次ページの写真は2024年東京会場の様子です）が、このような**勉強会に参加しているクリニックは、モデリング医院が探しやすい**です。

① そのテーマを学びたいというクリニックが集まるため、目的意識が同じである
② 講座の合間にコミュニケーションを取れるので、モデリング医院の対象かもしれないクリニックの概要をヒアリング出来る

などの理由から、やはりこのような勉強会に参加しているクリニックからモデリング医院を設定するのが最も現実的です。

JCOPY 498-14856

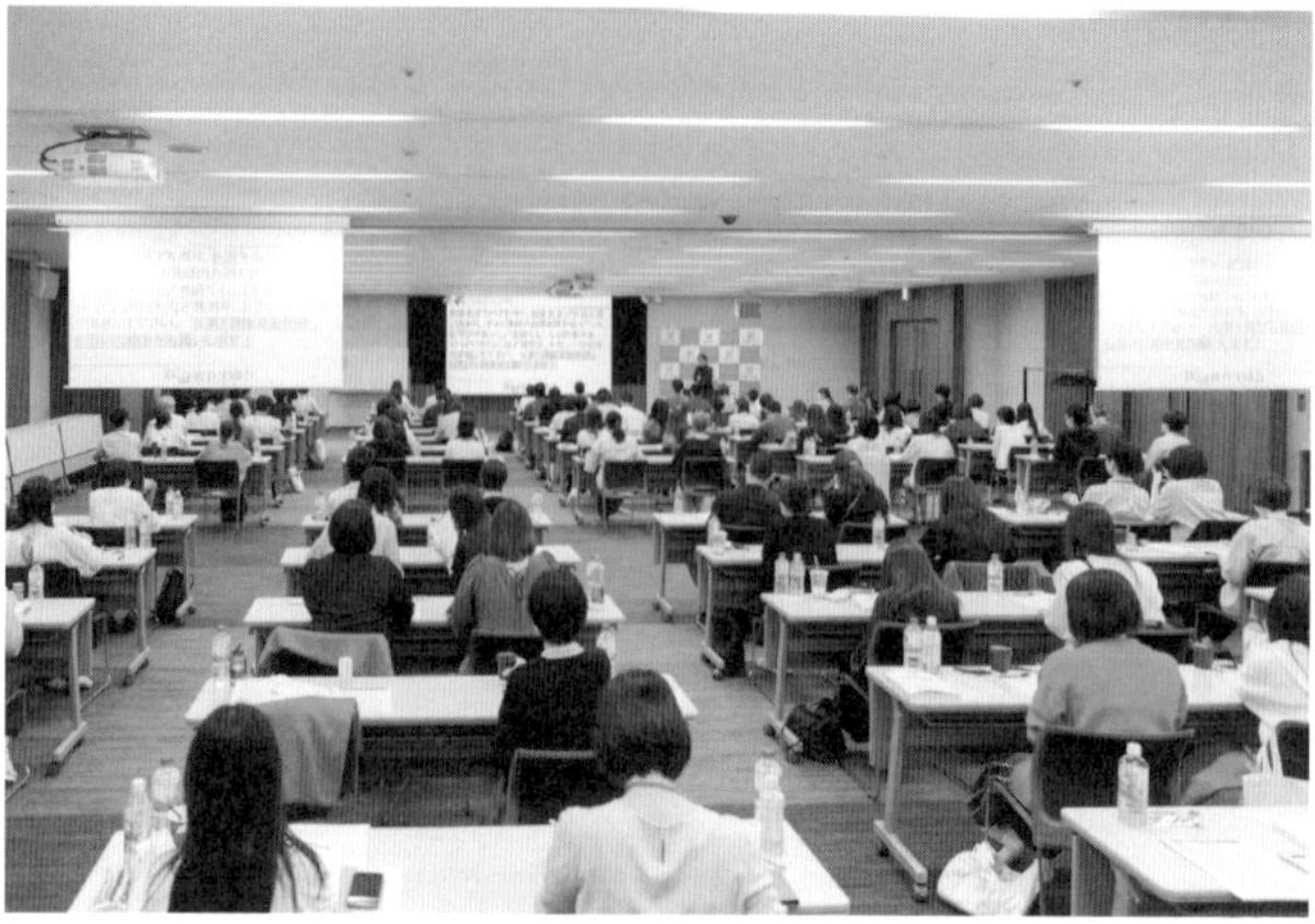

次に、どのような視点でモデリング医院を設定するか、これは前述しましたが、

- 診療科目
- 一日の来院人数
- 一日のスタッフ人数（職種構成）
- 院長の診療方針
- 診療スタイル

などの視点で判断することになります。「診療スタイル」とは例えば、電子カルテか紙カルテかなどの他に、眼科では白内障のオペをするのかしないのか、なども診療の流れに違いがありますので、この情報も考慮する必要があります。

▼モデリング医院に見学に行こう！

見学が成功するために、以下の5点が不可欠です。見学前にしっかり押さえて下さい。

1. 何のための見学なのか、スタッフに説明する

生々しい話ですが、**見学日が自院の診療日（つまり院長と何人かのスタッフが見学のために留守にしても、診療出来る体制であるということ）なのか、休診日なのかで一緒に見学に行くスタッフのテンションが変わります。**

前者でしたら、「やったー」とは思わないまでも、「仕事の日に行くんだから、ちゃんと学ばなきゃ」と思うのが、普通の社会人の感覚です。

一方、後者の場合は、スタッフの仕事観によって対応を変える必要があります。

「仕事はお金や生活のためもありますが、それに加えて自分の成長・患者さんの満足度アップ・自院の発展のためです」

と、心から思っているスタッフでしたら休診日に見学に行ったとしてもモチベーションや得ら

れる成果に大きな影響はないかも知れません。

そうではなく「ぶっちゃけ、仕事はお金や生活のためだけにやっています」のような仕事観が強いスタッフであればある程、フォローアップが必要です。

これはどちらが良い悪いの話ではなく、価値観の違いです。もちろん私を含む全ての経営者が前者の高い仕事観を持つスタッフのようであって欲しいと願っています。

しかし現実はどうかと言えば、本音の奥底を覗いてみれば、後者の仕事観の社会人が多いのかも知れません。

このように、院長は「よっしゃー！　いよいよモデリング医院に見学に行けるぞ！」と思っている一方で、スタッフが同じテンションであることは考えにくいですので、

- なぜ他院から学ぶことが大事なのか？
- なぜ実際に見学するのか？
- なぜこの医院をモデリング対象にしたのか？

● 当日はこういう姿勢で見学に臨んで欲しい

という院長の熱量を、それこそ前述した医院ミーティングなどの時間を使って熱く伝えて下さい。出来ればスライドなどを作ってプレゼンした方がスタッフに伝わります。

「私は上手く伝えられない。でもスタッフにはモデリング医院からたくさん学んで欲しい」は、非常にムシの良い話です。

2. 事前に学びたい点をモデリング医院に伝える

見学日当日の遅くとも1週間前位までに、モデリング医院に「当日はオンライン診療の流れを学びたいです」や、「当日はシュライバーの動きを見たいです」など、モデリング医院から学びたい点を伝えて下さい。

このやり取りを直接院長がするか、スタッフがするかは自院の状況によりますので臨機応変に対応して下さい。

なお、モデリング医院に当日学びたい点を伝えるためには、見学に行くスタッフ達の意見を

取りまとめる必要がありますので、

- 見学（遅くとも）1カ月前に院長からスタッフへ、見学に関するプレゼン。
- プレゼン後、見学に行くスタッフ達に「今日から1週間後までに、モデリング医院から学びたい点をピックアップして提出して下さい」と伝える。
- 提出後、意見が被っている内容を1週間以内にまとめる。

ここまでの過程を、**遅くとも見学当日1週間前までに遂行して下さい。**モデリング医院側からしても「当日はこういう点を学びたいのだな」と分かっていた方が準備がしやすいので、ありがたいと思います。

3. モデリング医院の凄い点や良い点を見る

これはややレベルが低い話ですが、過去に実際にクライアント様（定期的にコンサルティングにお伺いしている医院様）の院長先生から伺ったお話ですので、念のためにお伝えします。

今思えば、**見学に対する説明不足やスタッフの仕事観の低さ（自院の仕事観の合わないスタッフが勤務していた）が大きな要因**だったと推察しますが、モデリング医院見学後にスタッフに感想を尋ねたところ、

「うちは眼科なのに、なぜ耳鼻科（どちらの診療科目も事実と変えております）に見学に行かなきゃならないのか分からない」

「あの医院（モデリング医院）はブログをやっていない。定期的に更新しているうちの方が頑張っていると思う」

「あの医院の滅菌レベルは改善した方が良い」

などの声があり、非常に複雑な思いになりました。


この経験以降、クライアント様が、今後医院見学に行かれることを知った際は、スタッフ様たちに向けて、

「見学に行かれた際は、当院よりも力を入れている点や素晴らしい取り組みを学んでくることがとても大事です」

ということを熱弁するようにし、以降は前記のような残念な声を聞くことはなくなりました。

4. 学んだことを実践する

見学に限らず特に社会人になったら、**学びを得た後は実践することが何よりも重要**です。換

JCOPY 498-14856

言すれば、実践するために学ぶのです。思えば私はこの「実践」ということを、何よりも重要視してきたのかも知れません。医経統合「実践」会（「実践」塾）と、主宰する勉強会やメインセミナーの名称に「実践」と入っていることからも、それが垣間見えます。

無論、見学はインプット（学び）ですので、見学後はアウトプット（実践）することが何よりも重要です。

可能な限り早いタイミングで「モデリング医院から学んだことで具体的に実践することは何か？」というテーマで話し合って下さい。**クライアント様の中には帰りの新幹線でミーティングされているところもあります。**そこまで実践するかどうかはともかく、そのような気合が必要です。

5．実践後、成果をモデリング医院に伝える

モデリング医院が見学を受け入れた医院に願うこと、それは自院から学んだことから何かひとつでも成果を出してもらうことです。

実際に見学を受け入れたことがある医院様は深く頷くと思いますが、見学を受け入れる側も

かなり労力を要します。「予め学びたい点を伝えましょう」と前述しましたが、それに対する回答を診療の合間に用意するなど、とても大変です。

繰り返しますが、だからこそ見学に行く際はスタッフへの説明が重要なのです。大変な思いをしてモデリング医院側が見学を受け入れたにも関わらず、いざ見学してみたら「うちの方が頑張ってる」では、モデリング医院の労力が1ミリも報われないのです。

ぜひ見学後に何かを実践して、ある程度の成果を得た場合は特に、その成果をモデリング医院に伝えて下さい。「大変だったけど、見学を受け入れて良かった」と思ってくれることでしょう。

7

見学を受け入れよう!

見学を受け入れる際に大切なこと

クリニックにおける待ち時間対策の「守破離」のうち、モデリング医院の見学を経て、「守」と「破」であるモデリング・複数医院からの学びと吸収まで達成しました。

次は「離」である、自院独自の手法の確立です。ＰＤＣＡサイクルを回すことで段々とクリニックの業務フローがブラッシュアップされていく段階になります。ここで効いてくるのが見学に来られた他院の方々からの眼を通した外部からのフィードバックです。自分たちでは気づきにくい点、見落としていた魅力や改善点が得られ、ＰＤＣＡの精度がより高まっていくのです。

そこで、次に自院がモデリング医院として見学を受け入れる際の大切なポイントをお伝えします。

・受け入れ窓口の明確化

繰り返しますが、医経統合実践会が何よりも重要視すること、それは「スタッフの自主性」

です。**スタッフの自主性が育まれることで、多くの院長が理想とする「院長は院長にしか出来ない事柄に、時間や労力を投入する」が実現**します。

この実現のために院長もスタッフも考えることが、「これは院長にしか出来ないことなのか?」です。その問いにＹＥＳな事柄は引き続き院長が、ＮＯならスタッフに任せる（丸投げではなく）ことが大切です。

そう考えますと**「見学希望の医院とのやり取り」は、必ずしも院長が担当しなくて良い**です。私が院長なら迷うことなく窓口スタッフを任命します。

ここで大切なことは「院長だけでなく、スタッフも閲覧出来る医院のメールアドレスがあること」です。やや話が逸れますが、スタッフ採用の応募フォームを受信するメールアドレスが院長のみが閲覧出来るものですと、かなり高い確率で見落とします。

本書を熱心に読まれている院長先生の医院はそのようなことは無いと思いますが、もし「医院のメールアドレスはあるけど、院長だけが閲覧出来る状態」という環境でしたら、スタッフも閲覧出来るメールアドレスの取得と合わせて、院長のみ閲覧出来るメールアドレスの取得を

JCOPY 498-14856

お勧めします。院長自身でそのような環境が作れない場合はレセコンや電子カルテの業者さんに相談して下さい。

話を戻しますが、見学受け入れ窓口をスタッフに任せ、当日までのやり取りを任せて下さい。

●当日の流れを決める

これまで見学を何度も受け入れているクリニックは、例えば「朝礼から見学して下さい」などのこだわりがあるところもありますが、決してこのようなクリニックは多くありません。

しかし、今後自院がモデリング医院になる可能性が高いですので、この機会に見学の流れを作ることをお勧めします。

朝礼から参加してもらいますと、見学する側も結構ハードなスケジュールになりますので「そこまでじゃなくて良いんじゃない?」という医院は、

午前の診療終了1時間前位から見学
昼食は院長・スタッフと一緒に取る
午後の診療開始後1時間位見学

というスケジュールが、双方に負荷が重くない内容です。

上記スケジュールに沿うと大体午前11時半頃からモデリング医院見学開始、昼食、午後3時から4時頃まで見学という感じになるでしょうか。

そこにプラスアルファ付け加えるのでしたら、前記「午前の診療終了1時間前位から見学」の前に、スタッフルームなどで、リーダースタッフより医院の概要などをスライドでプレゼンするという内容が加わると見学に来た医院の院長・スタッフの理解度や満足度が上がります。

なお、この**「リーダースタッフが医院の歴史をプレゼンする」という取り組みは、新人スタッフに対しての入社オリエンテーションでも同じことが出来ますのでお勧め**です。

これをビジネス用語では「レバレッジを効かせる」などと表現しますが、つまり「ひとつの取り組みで複数の効果を得る」という意味です。

やや話が逸れました。戻します。

さらに見学受け入れ慣れすると、前述した朝礼からの参加やウェルカムボードでおもてなし

JCOPY 498-14856

する、など見学受け入れの内容の精度が上がりますので、ここまで出来るとかなり理想的です。

・見学医院にお願いしたいことの明確化

「写真や動画の撮影はご遠慮下さい」「医院の資料は持ち帰らないで下さい」など、見学する上での注意点を伝えて下さい。基本的にはないと信じたいですが、しっかり伝えないと後に水掛け論になり、せっかくの見学受け入れが双方にとって後味の悪いものになってしまいます。

8

医院の現状を把握する

お待たせするのはどのタイミング？

ここまで、スタッフの体制づくりや、目指すべきクリニックのコンセプトづくりなど、待ち時間対策実施のための体制づくりについてお話ししてきました。ここからは、具体的な方策に入りたいと思います。

これまで、クリニックで働くスタッフに「当院の改善点は？」と尋ねると、「うちは待ち時間が長い」という回答が多数を占めていました。

単に「待ち時間が長い」という問題提起ではなく、**お待たせ時間緩和の精度を上げるためには「どのポイントでお待たせしているのか？」を精査することが大切です。**

お持たせする時間は概ね以下の5つです。

① 電話の着信音が鳴り続けている時間

② 来院してから中待合室にご案内する時間
③ 中待合室から診察にご案内する時間
④ 診察時間
⑤ 診察を終えてから会計までの時間

以下にそれぞれの場面での解説や具体的な対策をお伝えします。

① 電話の着信音が鳴り続けている時間

8ページでも触れましたが、クリニックに電話を掛けている患者さん、当然のことながらコール音が鳴っている時は「相手が電話に出るのを待っている時間」です。これも立派なお待たせ時間です。

このお待たせ時間を短縮する一案として、

「基本的に○○コール以内に電話に出る。もしそれ以上コール音を鳴らしてしまった場合は『大変お待たせしました、●●クリニックの○○でございます』と、最初にお詫びの言葉を添える」

などの応対ルールを明確にすることです。

▼お待たせ時間の緩和には2種類ある！

「お待たせ時間の緩和」とは、

物理的緩和……Web問診や自動精算機などハード面を改善することによる緩和
心理的緩和……長時間お待たせしてしまっている患者さんに「大変お待たせして申し訳ございません。今●番目の診察ですので、あと●分前後でお呼び出来ます」などのお声掛けをすることによる緩和

の大きく2種類あり、前述した電話応対は後者に該当します。

クリニックによっては**スペース的な問題や医師の診療スタイルによって、物理的緩和に関する**

取り組みに制限がある一方、心理的緩和に関する取り組みは「考えているか否か」に尽きますので、余地が大きいです。

心理的緩和に関する具体例をもうひとつご紹介します。世の中は実に様々な音に溢れています。心地よい音色がある一方で、不快極まりない音もあります。クリニックでも様々な音が出ますが、患者さんにとって不快な音のひとつがドアや扉の開閉音です。

もちろん前提として、

「そもそも患者さんの多くはクリニックに来たくて来ている訳ではありませんので、不快な感情になりやすい状態です。院内には私たちが歩き回る足音をはじめ、電話の受話器を置く音、キーボードを入力する音、ドアや戸棚の開閉音、器具を置く音など、あらゆる音を最小限に抑えるのは、まず私たちが実施すべきおもてなしのひとつです」

というスタッフ教育は必須です。しかし、「気を付けましょう」、「意識しましょう」というのはスローガンにはなりますが、「で?どうしたら良いのですか?」と具体策に欠ける恐れがあります。

そこで具体策としてご提案したいのが「この扉を閉めると結構大きな音が出る、というポイントに緩衝シールを貼る」という取り組みです。Ａｍａｚｏｎなどで「緩衝シール」「クッションテープ」などの語句で検索しますと該当商品が表示されますので、自院に合ったものを導入して下さい。

この「クッションテープを気になるポイントに貼る」は、コストゼロということではありませんが、全く大きな金額ではありませんので、私は心理的緩和のひとつに位置付けています。

▼電話代行サービスのメリット・デメリット

では、視点を変えてスタッフが電話に出ず、機械に任せる電話代行サービスの利用を考えてみたいと思います。様々な企業が導入している「●●のご用件の方は○番を」は、「患者さんが多過ぎるから、多少は患者数が減ってでもスタッフの労力を軽減させたい」というクリニックであれば導入する意味があります。あまりクリニックに有意義ではない業者からの営業電話も代行サービスによって激減することが期待出来ます。

しかし、私もそうですが、例えばクレジットカード会社に電話した際、「●●のご用件の方は○番を」というアナウンスが聞こえても「オペレーターと直接話したい方は○番を」を選ぶことが多いですので、このサービスを導入したことによる費用対効果の測定は難しいです。

前述したように電話での問い合わせは確実に減り、それはつまり来院人数の減少に繋がりますので、それを覚悟の上の導入であれば良いと思います。

その他コール音が鳴り続けているということは、電話に出ることが出来ない理由がありますので、物理的・心理的両方の観点から原因を探求・改善する姿勢が不可欠です。

ここで、かかってくる電話の中から予約に関するものを減らそうと、Ｗｅｂ予約システムを導入するのも一案です。導入形態もＷｅｂのみ、電話とＷｅｂの並立なども考えられますので、導入にあたっては52ページで触れた予約制導入のメリット・デメリットを踏まえつつの検討が必要です。

JCOPY 498-14856

②来院してから中待合室にご案内する時間

このステップでは問診票の記入・確認に時間がかかります。ここを電子・事前化してはいかがでしょうか?

本書を熱心に読まれるような院長先生・スタッフ様に「Ｗｅｂ問診とは?」と綴る方が失礼にあたりますので割愛します。

現代は高齢者でもスマホを持っていたり、ＳＮＳを通して連絡のやり取りをする時代であるため、問診票を紙からＷｅｂに変更することは難なく実施出来ると思います。

これから導入するクリニックは、

● そもそも使いやすいシステムか?(スタッフが患者役に扮してテスト記載することをお勧めします)

● 不備があった時（もちろん無いに越したことは無いのですが、絶対無いとは言い切れません）に迅速に対応してくれる会社か?

などを押さえた上で、導入して下さい。

お待たせする時間のうち③〜⑤は次章以降で解説します。

9

快適な待合室とは？

スタッフの私語は百害あって一利なし

（Web）問診を書き終えた患者さんが、まず過ごすことになるのが待合室です。**待合室は患者さんが最も長い時間過ごす場所**です。

クリニックの立地によって出来ることと出来ないことがあるのは十分理解した上で、「より快適にお過ごし頂くために、私たちに何が出来るか?」を模索することが大切です。

そのためにまず出来ること、それは**スタッフ同士の談笑や私語を極力減らす**ことです（もちろん患者さんに対して笑顔で接することは重要です）。

スタッフたちにしてみれば、ほんの数秒間の笑顔や言葉の交わし合いだったとしても、待たされている患者さんにしてみれば「笑い合っている時間があるなら、早く診察に呼んで欲しい」や、「私語をする程、適当に仕事しているのか?もしかしたら自分の診察の順番が飛ばされているのではないか？」と疑心暗鬼になることも考えられます。

多くの人にとって医療機関は行きたくない場所であるため、まず行くにあたってネガティブな気持ちになりますし、待たされることでその感情は増大します。その中で私語をしているスタッフを見れば更にネガティブな思いが激増することもあります。

突き詰めれば、**人間は感情の生き物**です。

一生懸命に働いているスタッフの様子が見て取れるお待たせ時間60分と、時にスタッフが談笑している様子が見て取れる60分とでは、同じ60分でも待たされた感覚は大きく異なります。

前述したお待たせ時間対策の心理的緩和のひとつとして「スタッフ同士の私語や談笑の防止」は基本的なことですので、全てのクリニックで徹底して頂きたいです。

▼どのような待合室が快適なのか？

結論を言えばフリーWi-Fi環境が設定されている待合室です。待合室にいる患者さんの多

JCOPY 498-14856

くがスマホを見ているからです。これも時代と感じますが、タブレットでお絵描きをしている子供もいます。

雑誌や新聞などを待合室に置いているクリニックは今でもありますし、世代によってはそれも意味がありますが、ＩＴ化はクリニックにおける待合室も例外ではありません。

患者満足度の観点においては、**本・雑誌・新聞を置くコストやスペースの代わりに、スマホを充電出来るようにした方が満足度が高い**です。

例外は小児科における絵本です。

小児患者が多い小児科・耳鼻咽喉科・その他小児の診療に力を入れているクリニックは絵本は置いた方が良いです。**小児はスマホを触る機会が少ないのと、これは個人的な考えですが小さい時から読書の習慣をつけて欲しいという院長やクリニックの考え方を示す効果もあるから**です。

話を戻しますが、待合室に限らず電車などの公共交通機関内をはじめとする様々な空間において、多くの人はスマホを見ています。

現代では当然のようにユーザー（クリニックであれば患者、一般業では顧客）にお店のアプリをインストールしたりSNSを登録してもらうことを推奨や必須としているところが多くあります。

あらゆる事業においてスマホありきのサービス展開は必須であり、それはクリニックにおいても例外ではなく、その具体策のひとつが待合室にWi-Fi環境を作るということです。

クリニックによっては「よろしければ口コミにご投稿下さい」や、「クリニックでYouTubeチャンネルをやっていますので、チャンネルのご登録をお願いします」などの声掛けをしているところがあります。そのようなところはなおさらWi-Fi環境下にすることが大切です。

▼任せることでスピードアップが実現する

「クリニック 待合室Wi-Fi」などの語句でインターネット検索すればいくつもサービスが見つかりますし、電子カルテやレセコン業者などに「待合室にWi-Fiを設置したいのですが、お願い出来ますか?」と相談したら、良心的な業者であれば対応してくれると思います。

JCOPY 498-14856

本書でも再三お伝えしていますが、**たくさんの患者さんをそこまでお待たせしないクリニックの特徴のひとつは「ひとりひとりのスピードが速い」が、確実にあります。**

ここで言う「ひとりひとりのスピード」とは、考えるスピード、行動するスピード、改善するスピード、あらゆる面において該当します。

前述した「待合室にＷｉ-Ｆｉを導入」で例えますと、最も良くない例が、院長がサービスを受ける会社を吟味することです。院長は診療だけて多忙であり、業者の選別には時間が掛かるからです。

そうなりますと、任せるのは院長の家族か、スタッフか、業者に大別出来ますので、可能な限り素早くその中から最適解を選び、指示を出して下さい。ただし、導入にあたってクリニックの顧客情報等が入ったパソコンやサーバとは別ネットワークにするなど、セキュリティリスクへの意識も求められますので、その点は留意が必要です。

本書でも重要な姿勢のひとつは「**院長は院長にしか出来ないことに時間や労力を投入する**」であり、待合室のＷｉ-Ｆｉ設置は言うまでもなく、他にはシュライバーの導入などもそれに該当します。

かつてコンサルティングの中で診察人数を増やすためにシュライバーを導入しようと試みたことがありますが、1カ月後にお話を聴いたところ「やっぱり自分で入力したいので、自分には合わないです」とのことでした。

これが良い悪いということではありませんが、**他者に任せる範囲が少なければ少ない程、結果が出づらくなる**のは確実に言えます。

▼レベルアップした分、スピードが上がる

待合室の内容からは逸れますが、直近に綴った「自分でやらなくて良いことは任せる」に関連しますので、ここでお伝えします。

ひとまず理想論を掲げますが、**「全てのスタッフが全ての業務（その資格がないとやってはいけない業務はもちろん例外です）を出来る状態が、診療のスピードアップという観点でも重要である」**ということです。

JCOPY 498-14856

換言すれば「私の仕事はここからここまでです」という仕事観のスタッフが多かったり、実際にその範囲の業務しか出来ないスタッフが多い程、必然的にお待たせ時間も長くなる傾向にあります。

クリニックの電話が鳴っている時、受付スタッフは目の前の患者さんの対応に追われている、という光景は日常茶飯事です。そこでもし看護師などの診察室スタッフが代わりに電話を取ったとしたら、後に受付スタッフが患者さんから「ずっと電話を掛けていたのに、全く繋がらなかった」などの指摘を受けることなどを回避出来るかも知れません。

これを実現するために重要なのが院長の仕事観と伝達力なのです。

何でもかんでも丸投げする院長の姿勢は、それはそれで如何なものかと思いますし、スタッフ満足度の低下は同時に患者満足度の低下と比例しますので、要は伝え方です。

「私はとにかく忙しい。だからみんなに私がやっていることをどんどん担当して欲しい」

などという伝え方で、スタッフが気持ち良く仕事をやる訳がないことは言うまでもありません。

「当院はスタッフひとりひとりのレベルアップを重要視しており、それはつまり『昨日よりも今日、今日よりも明日、分かることや出来ることが増える』ということです。その実現のために、これまで携わってない業務にもチャレンジすることを促しますが、もちろん急に無茶ブリするようなことは無く、段階的にそうしますので安心して下さい」

と、院長の思いを朝礼やミーティングで伝え続けることで、次第にスタッフもそのような仕事観になっていきます。

では、次から待合室に話を戻します。

▼アメニティは効果があるか？

クライアント様では少しでも待合室で快適にお過ごし頂くために、

- 受付カウンターに生花を飾る
- 受付カウンターに「ご自由にどうぞ」と飴やラムネなどを置く（夏の時季は塩飴や塩タブレットが置いてあるところもあります）

● 待合室にアロマディフューザーを置く
● 院内ＢＧＭを季節毎に変える
● ウォーターサーバーやお茶やコーヒーなどの飲料も選択出来る機器を導入する

など、実に様々な工夫をされています。

大なり小なり効果がありますが、これらを取り組まなかったからお待たせしている患者さんの満足度が下がる、ということでもないと思います（もちろん取り組んだ方が満足度は上がります）。

おそらくそれは「それを期待してクリニックに来ているのではない」ということだと想像します。**「来たくはないけど仕方なく来た。だからなるべく早く帰りたい」というのが多くの患者さんにおける最大のニーズ**なのです。

待合室にどのようなアメニティを置くかは、それによってそこまで経営状況が右往左往される事柄ではありませんので、スタッフ主導でミーティングで話し合ってもらえば良いと思います。院長が出すのはお金であって、口ではありませんのでご注意下さい。

▼待合室モニターで積極的に情報発信しよう

待合室で普通のテレビ番組が流れているクリニックもあります。確かにテレビを視聴することで待っているという意識を緩和する効果もありますので、ひとつの方法ではあります。

後述しますがSNSに力を入れているクリニックでしたら、待合室はテレビ番組を流す形で良いと思いますが、何かの理由でまだSNSでの発信が出来ていないクリニックは、待合室に設置したモニターに夏休みや年末年始の数日間の休みなどの医院の情報や、疾患について解説やワンポイントアドバイスを流すのも一案です。

「クリニックの待合室にもIT化が進んでいる」と前述しましたが、私の印象では30代~40代前半の院長ほど「待合室に掲示物をベタベタ貼りたくない」という考えが強いと感じます。そのような院長は特に待合室のモニターに医院の情報など、紙媒体で掲示するような内容を流すことをお勧めします。

こちらもWi-Fi環境を整備する手順同様に、「クリニック 待合室 デジタルサイネージ」などの語句でインターネット検索をしたり、出入りしている業者さんに「うちの待合室と親和

JCOPY 498-14856

性が高いデジタルサイネージって、どこかお勧めありますか?」と聞かれたらよろしいかと思います。

「院長によっては掲示物を貼るのを快く思わない」と前述しましたが、それでも必ず掲載する必要がある掲示物はクリニックSNSの告知です。

SNSは今後さらにクリニック経営活性化に不可欠なツールですので151ページで後述します。

③ 中待合室から診察にご案内する時間

多くのクリニックで最も少ない職種は医師です。もしかしたら読者様のクリニック様も「当院の医師は院長だけです」というところもあるかも知れません。このことから「如何に医師が効率よく診療出来るか?」という視点が大切であり、ここで効果を発揮するのが「司令塔」です。

スポーツチームではキャプテンマークをつけている選手が該当することが多いと思いますが、より全体を俯瞰し指示を出すポジションです。

▼司令塔と併せて必須のアイテムとは？

拙著『なぜあのクリニックは……』でもインカムについて書きましたが、あれから約7年、インカムを導入するクリニックが増えました。メリット・デメリットにつき、図として再掲します。導入にあたっての留意点などは同書44ページ以下を参照ください。

これからインカムの導入を検討しているクリニックでまず大切なことは、

- 何故インカムを導入しようと思ったのか、目的・意味・理由をしっかりスタッフに伝える
- いきなり全員分のインカムではなく、まずは受付リーダーと診察室リーダー分のみとし、2週間程度テスト運用する
- インカムの予算を院長がスタッフに伝え、どのメーカーの機種にするかはスタッフに決めてもらう

この3点がクリアになっていれば、余程院長とスタッフの信頼関係が崩壊しているクリニッ

便利だったこと	＜事務＞ ・忙しい時などすぐに他の部署とやりとりが出来る。 ・カルテの回収時がわかる。 ・移動の手間が省ける。 ＜看護師＞ ・一度に指示が出せるので時間の短縮につながっている。 ・全員に状況が伝わるので皆で協力して行動できる。 ・各部署へ同時に連絡事項が伝わるので、院内が今どのような状況で動いているのか、把握できる。みんなに伝わっている安心感がある。 ＜技師＞ ・診察介助の指示が 1 回で看護師と技師に伝わる。（検査、CPAP＋検査など） ・連絡がスムーズになった。 ・時間短縮になる。 ・特になし（2 名）、（診察介助は楽になる）
不便だったこと	＜事務＞ ・イヤホンが外れてしまう。（アコースティックチューブイヤホンマイク） ・ノイズが少し気になる。（聞こえない時がある） ・耳が痛くなる。 ・電話を取るとき不便。 ・通常の会話がしづらい。（相手の声が聞こえにくい） ・インカムのコードを通すのに手間が掛かる。 ＜看護師＞ ・少し早口だと相手が何と言っているのか聞き取れない。（声は大きく聞こえている） ・患者さんと対応中にインカムからの音声が入ると、一時的に会話の内容がわからなくなってしまう。（患者さんに聞き返してしまうこともあり。） ＜技師＞ ・面談中に連絡が入ると自分が何を言っているのかわからなくなる。 ・イヤホンをつけている人の話が聞こえないことがあった。 ・誰に伝えているかわからない事があった。 ・面談中にインカムを使用されると話が聞き取りづらくなる。 ・いろいろな情報が入ってくるため他のことが集中してできない。 ・面談中だと動きが止まってしまう。
こうするとよいのでは?	＜事務＞ ・他にもよさそうなものありますか？（イヤホン。機種も？） ＜看護師＞ ・返答できない時の「了解」の合図を決めておく?（マイクのスイッチを 2 連続で押すとか） ・スタッフ全員が装着し、患者対応中または電話中のスタッフはその間のみインカム（イヤホン）を外してもよいルールとする？（ただし、各部署必ず 1 人はイヤホンをつけておく） ＜技師＞ ・インカムをつける人が 1 人だと他の技師に連絡がいかないので、診察介助はインカムを使い指示を出し、その指示が大きなスピーカーを通して技師に伝わればよいと思った。（それが出来るのかは不明） ・面談中はインカムを外してもよいのでは？　外した方がよい。

クでなければ、上記手順で難なく導入出来ます。

換言すればインカムを導入したにも関わらず院長が想像するような結果が得られていない場合、上記手順の何かが抜けている可能性が高いです。このようなクリニックでは、

「患者さんと話をしている時に声が聞こえてきて煩わしいので外しています」

「ずっと着けていると耳が痛くなるので外しています」

など、院長が了承しているならともかく、院長が知らないところで勝手に外されていることも往々にしてありますのでご注意下さい。

実践事例① 司令塔 編

茨城県つくば市 B-Leafメディカル内科・リハビリテーションクリニック

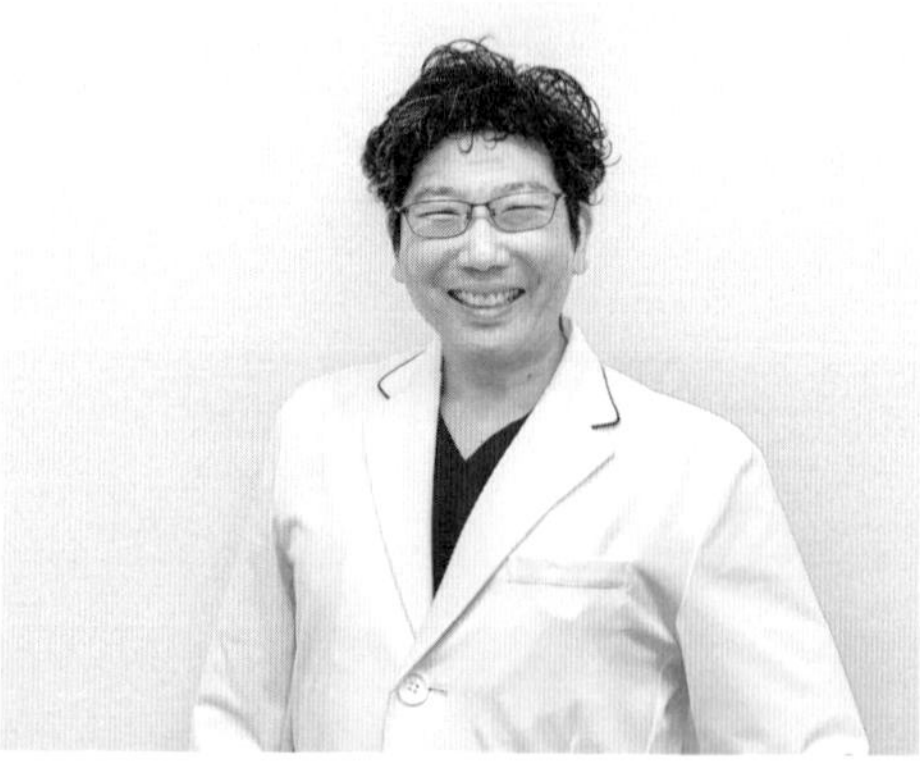

司令塔を実際に導入されているクライアント様をご紹介します。茨城県つくば市ご開業 B-Leafメディカル内科・リハビリテーションクリニック院長、小野間優介先生に詳しくお話をお聴きしました。ちなみにB-Leafメディカル内科・リハビリテーションクリニックでは司令塔を「コマンダー」と表現されていますので、以下、コマンダーと表記します。

Q. いつからコマンダーを導入されていますか?

去年の6～7月（開院後1年くらい）に診療枠を増やしてある程度たったタイミングです。

それまでは医師である私が基本的に診療に関わるほとんどの業務を一人で担っておりましたが、その後、問診や迅速抗体検査の結果のお渡しを看護師を中心とする他スタッフに委譲しました。その後順調に患者数も増え、枠がいっぱいになったタイミングだと思います。

Q. なぜコマンダーを導入しようと思われたのですか？

理由としては2点で、1点が、私も診療をしているので、その間は全体像が見えずにどのくらいの患者さんが今待っているのか、受付の順番から診察の順番がどうなっているのか、をリアルタイムで把握ができませんでした。

また、当院はドライブスルーで発熱外来も常時行なっているため、一般外来と発熱外来の切り替えが結構大変で、「次どっちだっけ？」となることがそれなりにありました。

JCOPY 498-14856

診察終了後にそれらを自力で把握するとなると、時間と労力（意識の切り替え）が必要で、積み重なると集中力などに負担がかかるため、診察のパフォーマンスに響いてしまうのを防ぎたいと考えました。

もう1点が、他の医師を採用して二診体制となった際に、ガイドしてあげる人が必要だと思っており、コマンダーがいることで医師の診療速度のばらつきを多少なりとも少なくできる目的です。どちらかというと後者の目的の方が大きいです。

Q．コマンダーにはどのような役目がありますか？

大きくメインとサブの役目に分けられます。

（メイン）

受付の順番から、診療の順番を把握し、適宜Ｄｒに次の案内をすること。Ｄｒの検査指示などを該当の看護師に伝達し、適宜指示を出すこと。

（サブ）

ＣＣ（当院では受付スタッフをＣＣ「クリニカルコンシェルジュ」と表現しています）から上がってきた健診のフォーマットなどを照合して正しい検査項目な

どを入れること。健診などの検査実施が完了した後、間違いがないかチェックすること。疑義紹介などに対応すること。場合によっては発熱外来の結果のお渡しや、簡単と思われる問診取りも実施します。サッカーで言うところのリベロ的な立ち位置です。

Q. コマンダースタッフを育てるためにどのような教育が必要ですか? また、育成期間はどれくらい必要でしょうか?

3カ月くらいを当院では設定しています。

教育としては、まずバックヤードの全てのポジションの動きを知ることが最低ラインです。そこから全体の動きを見る視野の広さや、優先順位の立て方などのある意味ビジネススキルを習得する必要があります。正直センスも求められるので、全員が習得できるとは限らないのはサッカーのリベロと一緒かと思います。当院でも教育の部分はまだまだ思案中です。

Q. これからコマンダーを導入しようとお考えのクリニック様に「まずこれから実

施すると良いですよ」というアドバイスがございましたらご教示をお願いいたします。

どこまで攻めの仕事である問診取りや、発熱外来の結果返しも担わせるかなどはまだ当院でも試行錯誤中ですが、医師がいちいち次の患者さんの順番を判断する必要がなくなるので、そこで無駄な認知能力を消耗しなくて済むので、診療に集中できるようになります。

最近ではどのクリニックも、一般診察と、感染症・発熱診察は動線が分かれていると思うので、その切り替えは繰り返しになると結構しんどいと思います。

切り替えの認知部分をコマンダーに担ってもらうことで、負担が減ると同時に、他のスタッフの動く量が多い＝医師以外のスタッフに多く権限委譲しているクリニック様においては、それらのスタッフの動きを統括する存在がいるのといないのだと、連携率が大きく変わってくると思うので、各々がうまく噛み合わない場合では導入してみるのも一考かと思います。

小野間先生、お忙しい中、コマンダーについて詳細にご執筆頂きましてありがとうございます。

④ 診察時間

多くのクリニックはひとりの医師（つまり院長）と複数のスタッフで構成された組織です。医師がひとりである以上、カルテが溜まらないようにスタッフが診察をサポートすることは、お待たせ時間の緩和において極めて大切なテーマです。

そこで重要なポジションが**シュライバー**です。

10

シュライバーを育成する

シュライバーを育成する

シュライバーとは、患者さんの訴えやそれに対する医師の所見、処方内容を診察医師の代わりに入力する役割のスタッフです。クリニックよってはクラークと表現するところもあります（本書はシュライバーと表現します）。

診療科目、かつ繁忙期によっては、一日の来院人数が200人を超えるクリニックもあり、そのようなところはなおさら、医師は医師にしか出来ないことに時間を使うことが大切です。

よく耳にする話ですが「先生はパソコンの画面ばかり見て全くこちら（患者さん）を見てくれない」などのクレーム（以降は「ご意見」と表現します）は、シュライバーの導入でかなり緩和することが期待出来ます。

※ 弊社は、例えば「●●先生からこのような『ご意見』を頂戴しました」と、「クレーム」を「ご意見」と表現しています。それは「患者さんからのクレーム」などで使用する際のクレームも同様に「ご

意見」と表現します。

これは私が言葉や文字を扱う仕事で、表現の仕方に強いこだわりがあるからであり、私の中で「クレーム」というと「何なら小うるさいことを言ってくる面倒な内容」のようなイメージが浮かぶことから、クレームではなく「ご意見」と表現していますし、社内メンバーにもそれを伝えています。

閑話休題。では、シュライバーをどのように育成したら良いのでしょうか。次からお伝えします。

▼シュライバースタッフに必須の力とは？

具体的な育成の説明に入る前に、**前提条件として不可欠なことは「ある程度キーボード入力が出来る」ということ**です。

もちろんブラインドタッチが難なく出来る人材でしたらそれに越したことはありませんが、そこまで求めなかったとしても「えっと、Fの文字はどこにあるかな……」などと、文字を打つ毎に該当文字の場所を探すような入力レベルですと、「自分でやった方が早い！」と医師がイライラしてしまいます。

このような事態を防ぐために既存スタッフに、

「今後、私の代わりにカルテ入力する業務をお願いしますので、今のうちから少しずつでもキーボード入力の練習をして下さい。これはインターネットで『ブラインドタッチ 練習』などの語句で検索し、良いなと思うサイトで練習するという方法がお勧めです」

と前振りして下さい。理想的には後記育成ステップを実施する3カ月前位にこの説明をするのが望ましいです。

以降は、入社面接の項目のひとつとして「今から5分間でこの文字をこのノートパソコンに入力して下さい」などのように応募者がブラインドタッチが出来るかどうかをチェックすることをお勧めします。

▼スタッフのDX人財レベル向上が必須になる

本書は院長だけでなくスタッフが読者様であることも想定していますので、これはスタッフに向けてお伝えします。

前述したブラインドタッチに加えて、

①Word、Excel、PowerPointがそれなりに使える
②SNSを使用した報連相に抵抗感が少ない
③SNSに写真や動画が載ることに抵抗感が少ない

など、**ある程度のDX（デジタルトランスフォーメーション。デジタル技術によって人々の生活をより良いものへと変革すること）に対する理解やレベルの高さを持っていることは「良い人財（具体的な内容は右記3つです）」のひとつ**であると感じます。少なくとも弊社のお客様のクリニックでは、そのようなところが多いです。

①は、そこまで高度な技術や幅広い知識が必要なのではなく「文字の色を変えられる」「画像を貼り付けることが出来る」「簡単な表が作れる」などがそれに該当します。

②は、たとえばLINEなどで今後の予定や全体周知したい情報を共有するなどが該当します。これは決して多くありませんが、これまで、「クリニック用のSNSを入れるスマホはプライベートで使用しているものなので職場の人とは出来るだけ繋がりたくありません」という考えのスタッフに遭遇したことがあります。

このような仕事観ですと医経統合を目指すクリニックで成長するというのは難しいかも知れません。

また、「業務時間外に連絡が来るとストレスに感じます」のようなスタッフもいます。これについては「それは完全にNGです」という考え方ではありません。

現実的な話として診療時間は診療をしている時間です。連絡の発信者になることが多い院長やリーダースタッフも同様です。また、百歩譲って発信者側が診療時間中に発信出来たとしても、それを読むスタッフは常に自身のスマホを携帯している訳ではありません。

つまり、**診療時間外におけるSNSを通しての情報共有を100%ゼロにすることは、ほぼ不可能**なのです。

そうなりますと、後は頻度や発信時間の問題です。かつて「元旦に院長からメッセージが届いて、仕事のことを思い出してしまいました」というスタッフがいましたが、確かに元旦に投稿するのは如何なものかと思います。同じような内容ですが22時を過ぎた投稿によって、「せっかく子供が寝静まったと思ったら、スマホの通知音で目を覚ましてしまった」というスタッフもいました。

これは経営者として思うところがありますが、働き方改革が強まることはあっても弱まることは考えにくい今後を考えますと、**「緊急や重要な内容を除き、基本的に診療時間外の連絡は控えることに加え、もし投稿するとしても21時までを基本ルールとする」など、ある程度のルール化が必要**です。

③「SNSに写真や動画が載ることに抵抗感が少ない」も、クリニック経営活性化、具体的には採用の成功のために重要な取組みです。

弊社のお客様の多くがホームページやSNSにおいて院長はもちろんスタッフの写真も多数載せていますが、現実的に多くのスタッフの内心は「ホームページ（SNS）に自分の写真が載る！やったー！」とは、もちろん思っていません。

「ホームページやSNSに自分達の笑顔の写真をたくさん掲載することで、応募者が安心する可能性が高まるので協力しよう」と思っているのです。掲載を受け入れる理由はそれ以上でもそれ以下でもありません。

JCOPY 498-14856

「ホームページやSNSに写真を掲載することで自身の情報が流出するのでは?」と、懸念を示すスタッフもいます。たしかに、スタッフ本人と判別できる写真は個人情報となりますので、クリニックにはその利用・管理のルールを定めて合意を得るなど適正な取扱いが求められます。

クリニックのSNSやホームページは8ページで触れた電話同様、患者さんや求人応募者のクリニックに対する第一印象を決める経営資源です。その中でスタッフの写真は文字やテンプレート素材では出せない「クリニックのいま」を伝える重要な要素であり、利用の目的や範囲には妥当性があります。加えて、SNSサービスが多数あり、かつそれぞれのサービスを個人単位で利用している現代においては、利用や管理のルールが定まっているクリニックのSNSの方が安全なため流出は低いです。

それは単純に**「載せたくない!」という個人的な感情である**ことが殆どであり、「働いている人の写真を掲載することで応募者に安心感を持ってもらい、その結果、応募が増えることを期待する」というのは、結果を出す上で極めて具体的な取り組みですので「嫌だ!」ではなく「内心喜ばしくはないけど、協力することが大切だな」と受け入れることが大切です。

以上の3点は院長がスタッフに対して思っていてもなかなか伝えづらい内容ですので、代わりに私が本書を通じてお伝えした次第です。

▼シュライバー育成の3つのステップ

いよいよクライアント様の育成例をご紹介します。

このクライアント様では、病名・お薬・患者さんの訴え入力に加え、レセプトを作れることを以って一人前として位置付けています。

一人前になるスピードの早さは、そのスタッフの物覚えの早さやセンスなどに加え、常勤か非常勤かで大きく異なります。もちろん常勤の方が業務に当たる時間やタイミングが多いのですから当然です。このクライアント様では「大体3カ月から1年で一人前に育てることを目標にしています」とのことです。

まず第1ステップ。**育成する上でまず実施するのは勉強会**です。ここではレセコンの基本的な操作方法や「睡眠薬は1カ月分までしか処方出来ない」「アレルギーの薬は2種類以上処方出来ない」などの診療に関するルールを学びます。

JCOPY 498-14856

次に第2ステップ。**座学の次は先輩シュライバーの隣に座って、実際の業務を見学**します。診療の合間の細切れ時間を使って、先輩が今の入力のポイントや注意点を伝えたり、後輩の質問に答えたりすることで、後輩の理解を深めます。ちなみに2週間から1カ月間を使ってこのように教育します。

この段階を経て、いよいよ教育は大詰めです。第3ステップです。ここでは**後輩シュライバーがやっているところを先輩が隣につき、第2ステップ同様に後輩シュライバーの業務を見て先輩が指摘したり褒めたりなどを診療の細切れ時間を使って実施**します。約3カ月使って第3ステップを施します。

以上、シュライバー育成のステップをお伝えしましたが、一人育てるのに半年から1年は要しますので、長期的視野で捉えることが大切です。

一人がしっかり育つことで、次第に院長が教育に携わる機会はどんどん減っていき、院長しか出来ないことに時間や労力を使えますので、根気強く育てて下さい。

実践事例② ダブルクラーク 編

愛知県一宮市 楓みみはなのどクリニック

花粉症シーズンにおける耳鼻咽喉科クリニックなどは、1日の来院人数が200人を超えるところもあります。そのようなクリニックではシュライバーはもちろん、シュライバー2名体制（ダブルシュライバー）を導入しています。実際にダブルシュライバーを導入されている愛知県一宮市ご開業楓みみはなのどクリニック 院長 中下陽介先生に詳しくお話をお聴きしました。

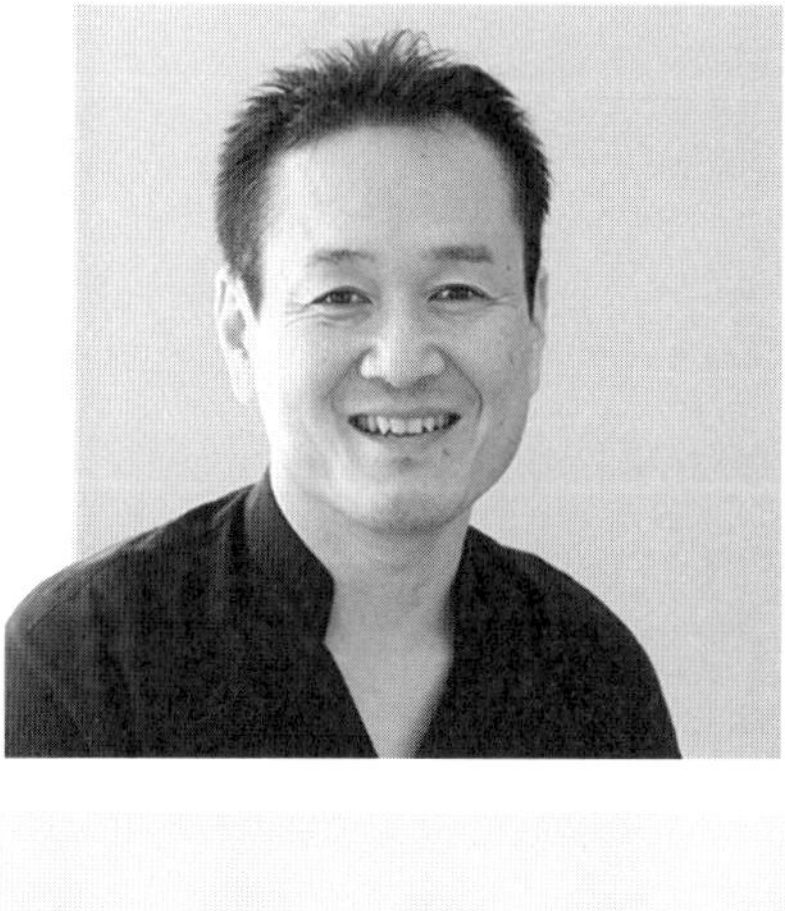

当院では、シュライバーとクラークと2つの名称を用いており、それぞれ業務内容が異なります。

JCOPY 498-14856

シュライバー	診察中、患者さんや医師の発言の記録や診察シェーマの貼り付け、病名の入力や整理、処置や処方の仮入力などを行います。（診察中の入力業務）
クラーク	診察後、患者さんの処置入力や処方内容の確認、会計に送信などを行います（診察後の入力業務）。

まずはクラーク（もしくはシュライバー）を導入する手順として、後記のように患者数に応じて導入していけば良いと思います。

1段階目	1クラーク、1PC、1医師PC	1日100人未満	
2段階目	1クラーク、2PC、1医師PC	1日100人以上	←開院当初はここ
3段階目	2クラーク、2PC、1医師PC	1日150人以上	←開院2年後よりここ（多くのクリニックさんのダブルクラークはこれです）

4段階目		
2クラーク、2PC、2医師PC	1日200人以上	↑今はここ

1段階目：シンプルにクラーク1人がPC 1台操作、医師が診察中はシュライバー業務、診察後はクラーク業務を行う

↓診察後にクラークが全ての入力が終わるまでは次の患者さんを診ることができない

2段階目：クラーク1人がPC 2台操作、医師が診察中にシュライバー業務とクラーク業務を同時に行う（1人2役）

↓診察中にPCを使い分けることで、1段階目より多くの患者さんを診ることができますが、クラークの入力能力が高くないと困難

3段階目：クラーク2人がPCを1台ずつ操作、1人はシュライバー業務のみ行い、もう1人はクラーク業務のみ行う

↓1人ずつの役割が異なり、完全に分業化できているため、新人でもすぐに入り易い（当院では業務の重みとして、シュライバーよりもクラークの方

が重いので、まず新人をシュライバーにつけ、横で先輩がクラークを行うことができ、新人教育がし易いです）

4段階目：クラークがPCを1台ずつ操作、加えて医師もPCを2台操作、2人のクラークがそれぞれ診察した患者さんのシュライバー業務とクラーク業務を全て行う（2つの診察室が1室にまとめられているイメージです）

↓3段階目より多くの患者さんを診ることができますが、クラークの入力能力が高くないと困難

3段階目でも十分に多くの患者さんを診ることができます（当院では1時間に平均22人程度）が、4段階目を実践すると診察後ロスタイムがほぼなく次の診察を行うことができます（当院では1時間に平均30人程度）。その代わり、クラークの入力能力や保険診療に対する知識が高くないとできないので、教育が大切となります。

問いへの回答は下記の通りです。

Q．最初からダブルシュライバーだったのでしょうか？それとも最初はシュライバーおひとりだったのでしょうか？

最初は2段階目でした。

Q. それぞれのシュライバーにはどのような役割の違いがあるのですか？

4段階目なので、今は2人とも同じ役割を行っています。

Q. シュライバースタッフに育てるためにどのような教育が必要ですか？また、育成期間はどれくらい必要でしょうか？

当院では、新人は、受付業務→クラーク（シュライバー）業務→会計業務の順に業務を習得させています。受付業務を習得した段階で、隙間時間に入力の練習を行う、マニュアルを確認する、クラークとして業務後直ちにミスを先輩がフィードバックするなどを行っております。

育成期間は受付業務3～6カ月間の後、クラーク3カ月間のイメージです。2023年4月に入社したスタッフは、同年9月よりクラークを始め、11月頃には普通にクラーク業務ができるようになりました。同時期に入社した先輩スタッフ4名も同じ位の期間でした。

JCOPY 498-14856

Q. これからダブルシュライバーを導入しようとお考えのクリニック様に「まずこれから実施すると良いですよ」というアドバイスがございましたらご教示をお願いいたします。

やはりマニュアルを作られることだと思います。基本的な保険診療のルール（処置や手術、薬と対応する病名など）、当院でのルール、電子カルテ入力手順などを作成されると良いと思います。

あとは、いきなり全てのクラーク業務をさせず、まずは院長先生が少しずつ入力業務をクラークに業務委譲していくと良いと思います。例えば、まずは病名入力のみ、院長や患者さんの発言のみ入力するなど。いきなり全てやらせると、スタッフの反発を招きかねません。

中下先生、お忙しい中、ダブルシュライバーについて詳細にご執筆頂きましてありがとうございます。

⑤ 診察を終えてから会計までの時間

人は最初と最後の印象を強く持ちます。テレビドラマも第1話が面白いと次回からも視聴します。その一方で最終回の内容が「なんじゃこりゃ」ですと、そのドラマ全体の印象が「なんじゃこりゃ」となりやすいです。

この内容をクリニックにおける待ち時間と置き換えますと、

第1話・・・来院してから中待合室（診察室）にお通しするまでの時間帯
最終回・・・お会計を待っている時間帯

と表現出来ます。

せっかく待合室から診察までの時間や診療時間がスピーディーに対応できても、診察を終えて会計までのお待たせ時間が長いと、「このクリニックは待たせるな」と思わせてしまいます。

お会計でお待たせしてしまう要因としては、

①「保険請求の関係上、手術と処置を同日に出来るのか?」をスタッフ同士で確認し合うことでお待たせする

②医師の診察について「この病名はいるのか?」などや、処方内容を確認することでお待たせする

③クラウドPOSシステムを用いたレジの故障やエラーの対応でお待たせする

④他院に紹介が必要になることで、医師による紹介状記載や紹介医院への連絡などでお待たせする

⑤社歴が浅いスタッフの場合、ひとつひとつの業務に先輩スタッフの確認が必要になる分、お待たせする

などが考えられ、自院で事前に対応出来ることと出来ないことがありますが、例えば、

①次に同じ内容で他のスタッフ同士で確認し合うことがないように、きめ細かに情報共有する

②①と同じ

③導入会社の担当者にすぐ連絡出来るように、連絡先を分かりやすく表示しておく

④ 紹介記載のサポートが出来るように、ブラインドタッチを習得するなど、パソコンスキルの向上に努める
⑤ 新人スタッフがこれまでより短期に一人前に育つように、教育制度を充実する

など、それぞれの対策を講じることが大切です。

11

ミスを減らすことの重要性

如何に正確にミスなくスピーディーに出来るか?

本書ではお待たせ時間を短縮したり、診療をスピードアップするための取り組みの数々を取り上げていますが、基礎・基本的なこととして必須なのが、

①ミスや失敗を減らす
②同じミスや失敗を繰り返さない(個人)
③同じミスや失敗を繰り返さない(組織)

です。①は大丈夫だと思いますので、②と③について解説します。

例えば受付スタッフのAさんが患者さんに診察券を返し忘れたというミスをしてしまったとします。以降、Aさんが同じミスを繰り返さないように強く意識したり、自分なりに工夫するのが大切であるというのが、該当スタッフ個人のことですので②としています。

一方、同クリニックにおいて、Aさんのミスの数日後に今度は受付Bさんが同じミスをしたら、クリニック全体で見れば診察券の返し忘れが起こったことは同じですので、組織的には発展性が乏しいと言えます。

つまり、受付スタッフAさんでも、Bさんでも、Cさんでも、以降は同じミスや失敗が起こりにくい組織を作ることが不可欠ですので、それを③と表現しています。

③を実現するための具体的な手法のひとつがヒヤリハットレポート（図参照。詳しくは『なぜあのクリニックは待ち時間があっても満足度が高いのか』87ページ以下参照）やアクシデントレポートです。

これは、

- いつ
- どこで
- どのようなミスやアクシデントがあったのか
- 今後同じことが起こらないように具体的にどうするか

を記載し、全スタッフで共有します。

ヒヤリハットレポート

●●クリニック　　　　記入日　H　　年　　月　　日

部門　受付　　検査日　　看護師　　記入者（　　　　）

患者 ID　　　　患者氏名 □男　□女　　年齢（　　　）
どこで起こりましたか？ □診察室　□検査室　□処置室　　（1 階・2 階）□受付・会計　□待合室 □手術室　□リカバリー室　□その他（　　　　　　　　）
いつ起こりましたか？　H　　年　　月　　日　　午前・午後　　時　　分頃
いつ気づきましたか？ （□本人・　□他）　H　　年　　月　　日　　午前・午後　　時　　分頃
上司への報告（□有　□無）H　　年　　月　　日　　午前・午後　　時　　分頃
どんな事が起こりましたか？ □会計ミス（受領時のミス　　・請求過多　過小） □お渡し忘れ （・薬　・CL　・ケア用品　・預かり荷物　・診察券　・保険証　・承諾書　・処方箋） □予約　□説明不十分　□接遇態度不満　□TEL 対応　□注文ミス □指示ミス　□指示誤読　□手技ミス　□用法用量ミス　□機器誤操作 □器材・材料管理ミス □患者管理不十分（転落・転倒）□取り違い（患者　・　部位） □その他
どのような内容ですか？（簡潔に）
どうして起こったと思いますか？（原因と考えられる事）
ヒヤリ・ハット後の対応とその後の経過
その他　原因や対策上での意見がありましたら書いて下さい

今でもヒヤリハットレポートは紙媒体のクリニックがあるかも知れませんが、これはSNSで上記項目をスタッフに投稿してもらい、スタッフが各自のスマホから閲覧してもらう方が、DX化という観点とペーパーレスという観点から適切です。

診察券を返し忘れるというミスで例えましたが、このミスによって、

- 先に気付いたのがクリニックの場合、クリニックから患者さんに電話する（患者さんが先に気付き、患者さんからお電話があったことでミスが発覚する方が、より問題が深刻です）
- クリニックからの電話を患者さんが取る
- スタッフが事情を説明、謝罪する
- 患者さんがクリニックのすぐ近くにいる場合は、戻って頂くか、そうでない場合はスタッフがご自宅までお届けする

などの膨大な時間が発生しますが、元を正せば診察券を渡し忘れていなければ、これらの時間は費やさずに済んだのです。要するにムダな時間なのです。

このように院長だけでなくスタッフひとりひとりが時間に対して厳しい仕事観を持ち、ミスや失敗を起こさない・繰り返さない仕組みを作ることが大切です。

JCOPY 498-14856

では、次からお会計についてお伝えします。

12

決済方法を増やそう！

カード決済を推奨する

技術の進化によって人々の生活が180度変わることがあります。支払方法もそのひとつです。

私の例ですが、コンビニで最後に現金で支払ったのがいつか憶えていません。クレジットカードや交通系ICカードを使用しています。

また、仕事柄タクシーに乗る機会が多いのですが、中心部から離れれば離れる程クレジットカードの類が使えない印象ですが、それでもPayPayなどのオンライン決済は使えるという車種も増えていて、あまり現金を持ち歩かないので助かります。

このように**支払方法も多岐に亘る現代ですので、現金だけでなくクレジットカードやICカード対応可の環境を作ることが大切**です。

また、現金でのお会計で起こりやすいのが「会計が合わず残業時間も残業代も増える」という問題です。これは各種カード対応可にすることでミスが起こりにくいだけでなく金銭授受の時間が短縮されることに伴い、患者さんのクリニック滞在時間も短くなります。

カード可の環境を作った後は待合室の掲示物やホームページや後述するＳＮＳで、

「当院は少しでも患者様のお待たせ時間を短縮するために、クレジットカードや交通系ＩＣカードでのお支払いをお願いしております（もちろん現金でのお会計も承っております）、皆様のご理解・ご協力の程、よろしくお願いいたします。」

的なメッセージを定期的に伝えることが重要です。このメッセージが「患者様のため」、「お持たせ時間短縮のため」と、ちゃんと理由が伝わっていればカード決済の患者さんが確実に増えます。

また、カードを端末に翳《かざ》す方法や、利用者のスマホに表示されているバーコードなどを店員が読み取り決済が完了するという方法もあります。しかしこれは、店員が読み取ろうとしたタイミングで利用者の画面がオフになり、再度スマホを起動するためにパスコードを入力することがあり、後ろに並んでいる者から見ると無駄な時間にしか見えません。

JCOPY 498-14856

前述の通り、現金は特に硬貨の場合は数える時間や、硬貨が滑り落ちてしまい、探して拾って、などの無駄な時間が発生することがあります。

現時点ではクレジットカードか交通系ICカードを端末に翳す方法がスピーディーであると感じます。

▼スマート支払いが未来のスタンダードになる!?

「スマート支払い」とは、事前に患者さんがクレジットカードを登録することで、お会計時にレジに立ち寄ることなく決済が完了する支払方法のことです。

高齢化に拍車がかかる日本において、どこまでスマート支払いが拡がるかは未知数ですが、現時点における日本の高齢者の定義は65歳以上（2024年5月に本稿を執筆していますが、「今後70歳以上に引き上げか?」の報道がありました）であり、高齢者の多くがスマホを難なく使いこなしていることを考えますと、スマート支払いを活用する人も増えていくことが予想されます。

現実的に本書執筆の2024年時点ではスマート支払いを導入しているクリニックは決して

多くありませんが、**今後導入するクリニックは確実に増えますので、未導入のクリニックは早めの導入を検討しても良い**と思いますが注意点があります。

「患者さんのクレジットカードが利用上限などで決済が下りず、患者さんご本人は既にクリニック外に出られていた、などという場合、どうなるのか？」という問題があります。

この点を145ページから実際の導入例として綴って下さっている大阪府堺市まつだ消化器糖尿病クリニックの松田史博先生にお尋ねしたところ、以下のご回答を頂戴しました。

当院では、クレジットカード（クレカ）決済をその場（患者様がまだ院内に滞在）で行い、領収書（＋処方箋）を手渡ししているので、クレカが利用上限などで決済ができないということは経験ないです。

ただ、当院が導入しているシステム会社から聞いた話では、クリニックによってはクレカ決済を行う前に患者様を帰宅させている医院もあるそうです。つまり診察終了と共に帰宅という形です。

その場合は、後でクレカ決済し領収書をネットで送る形になるようですので、今後導入を検討されているクリニックが危惧する「クレカが利用上限などで決済できない」という、

クリニック側の不利益となる場合はありえます。

今後導入を検討するクリニックは、このクレジットカードの利用上限などによって決済出来ない場合の他、「この場合はどうなるのか?」と、疑問点をシステム会社担当者に詳しくお尋ね下さい。

実践事例③ スマート支払い編

大阪府堺市 まつだ消化器糖尿病クリニック

ここからは実際にスマート支払いを導入されているクライアント様をご紹介します。大阪府堺市ご開業 まつだ消化器糖尿病クリニック 院長 松田史博先生に詳しくお話をお聴きしました。

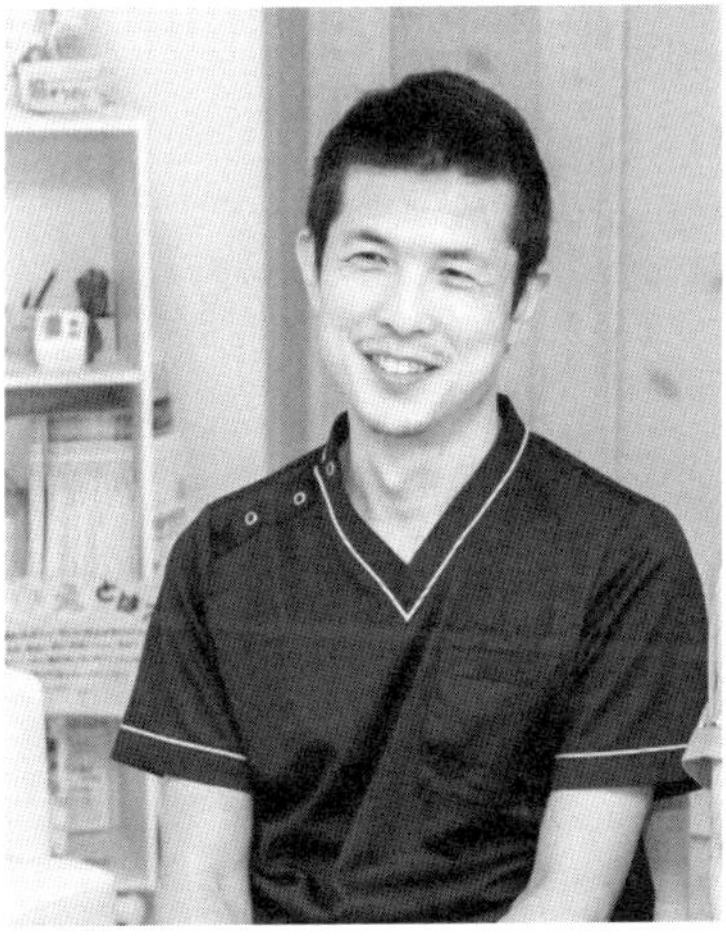

Q. いつからスマート支払いを導入されていますか?

2022年12月からです。

Q. 現在、何名様くらい(何パーセントなどの割合でも大丈夫です)の患者様がスマー

JCOPY 498-14856

ト支払いを利用されていますか?

10%前後です。 100名来院で10名前後という感じです。

Q. 導入されて良かったことは何でしょうか?

① スマパス利用している方は、会計待ち時間が減っています。詳細は動画にしておりますのでQRコードを読み込んで下さい。

② 発熱外来は屋外診察しているのですが、スマート支払いを必須（かかりつけ患者様以外は）としているので、会計時に、お釣りを渡しに行くことがなく時間短縮と多少の感染防御ができます。

今となっては、コロナに対して若いスタッフは命の危険を感じることはない（罹患すると症状は辛いですが）のですが、スタッフが罹患すると人員が減ってしまったり、以前は少なからずコロナの方の金銭授受（手渡し）に抵抗感がある方もいたと思います。

まつだ消化器糖尿病クリニックYouTubeチャンネル（まつクリチャンネル）

Q. 導入される前や、導入された後で「ここが大変だった」ということはありますでしょうか？

① 患者様のメリットをどう分かってもらえるか、どうすれば登録しようと思ってもらえるかを考えました。患者様のメリットがないと登録してもらえないので、YouTube動画を作成し、まつクリチャンネルに流し、今は院内モニターにも流しています。

② スタッフにメリットを納得してもらう。当院では、会計待ちで「まだですか」との声もあり、会計待ち時間を短縮できること、発熱外来は屋外診察でのメリットをスタッフに丁寧に説明しました。

③ スマパス利用したいが、どう登録すればよいか分からないという方には、スタッフが隣についてスマホを一緒に操作して登録したりしました。一度登録、利用すれば、以後も使用ができる方が多いですが、スタッフが忙しい中で説明に取られかねないのは、心配でした。

Q. これからスマート支払いを導入しようとお考えのクリニック様に「まずこれから実施すると良いですよ」というアドバイスがございましたらご教示をお願いし

ます。

①繰り返しになりますが、スタッフにメリットがあること、患者様のためにもなることを丁寧に説明すること、特にスタッフに納得してもらわないと始動もできないので、リーダースタッフから巻き込んでいくことです。

スマパスはクレジットカード手数料無料（クリニック）ですので、クリニックのメリットもあります。

②導入するとなったら、実働する前に関係スタッフと一緒にシミュレーションを行うことです。スタッフ自身が使用したいと思わない・使用しないサービスは、心から勧めにくいと思いますので、便利さを実感してもらうようにしました。

副院長である松田優樹先生が前述したQRコードにある通り、患者様にメリットを感じて頂けるような動画を作ってくれたのが大きかったです。ありがとうございます。

松田先生、お忙しい中、スマート支払いについて詳細にご執筆頂きましてありがとうございます。

以上、

①電話の着信音が鳴り続けている時間
②来院してから中待合室にご案内する時間
③中待合室から診察にご案内する時間
④診察時間
⑤診察を終えてから会計までの時間

の5つの場面についての具体的な対策をお伝えしました。「自院ではどこが課題となっているのか？」を院長先生・スタッフ様間で話し合いつつ、本書をご活用頂けましたら幸いです。

JCOPY 498-14856

13

SNSを制するクリニックは……

SNSを制するクリニックは……

医経統合実践会を設立した2009年当時は、コンテンツ（内容）が充実したホームページを所有している医科クリニックは決して多くなかったです。

しかし、本書を執筆している2024年現在は充実したコンテンツを揃えたホームページはもちろんのこと、**開業前からSNSのアカウントを取得しているクリニックもあるくらいですので、10年程度でクリニック経営環境も大きく変わる**のだと痛感します。

余談ですが、「開業前からSNSってどういうこと？」と思われるかも知れませんので説明しますと、例えばクリニック専用のインスタグラムのアカウントを作成し「地鎮祭が始まりました」、「ここまで内装が出来上がりました」などの内容を投稿する、早期から広報に活用するということです。

そうして、近隣のお店などをフォローすることでフォローバック（フォローしたアカウントから、フォローされること）があれば、それはそれで良いですし、そうでなくてもフォローしたアカウントから「あぁ、あの辺にクリニックが出来るんだ」と認知してもらえる可能性が高まります。

▼まず始めるべきSNSは？

結論から伝えますと、**まず始めるべきSNSは公式LINE**です。それは最も使用者数の多いSNSだからです。開設したら、まずは登録者数1,000人を目指しましょう。

SNSマーケティング専門会社、株式会社コムニコが2024年3月に投稿した記事によりますと、各SNSの国内月間アクティブユーザー（Webサイトやアプリ等のサービスで、ある期間のうちに1回以上利用があった使用者のこと）数は、

JCOPY 498-14856

LINE	9,600万
YouTube	7,120万
X（旧Twitter）	6,650万
Instagram	6,600万
Facebook	2,600万
TikTok	950万

■各 SNS のユーザー数

と、この記事からもLINEの使用者数が圧倒的に多いことが分かります。

確か2018年か2019年だったと思いますが、印象に残っている出来事があります。この年は例年よりも台風が多い年で、ある日、「台風接近に伴い、患者様だけでなく当院スタッフの安全を確保するために、通常は18時半までの診療のところ、本日は17時までとさせて頂きます」とするクリニックがあり、この内容を発信した媒体がクリニックの公式LINEだったのです。

たられればで恐縮ですが、もしこの内容を配信していなかったら、どのような事態になっていたでしょうか？

患者さんの中には、「ホームページを見ると、今日は診療日だし、午後は19時半まで診療しているようだけど、本当にやっているかどうか問い合わせてみよう」と、電話を掛けてくる人もいたでしょうし、実際に電話が掛かってきたらそれに対応するスタッフが必要です。当たり前ですが電話を掛けてくる患者さんが多い程、その対応にスタッフや時間が割かれます。

ＳＮＳで配信したことで、これが緩和解消するのです。**ＳＮＳは現代においてクリニック経営活性化のために不可欠な武器**なのです。

▼LINEの次は何をやる？

クリニック公式ＬＩＮＥアカウント開設後、当面の登録者数目標である1，０００人を超えたら次に何をすべきかですが、この勢いのまま次なるＳＮＳに着手することをお勧めします。

では、どのＳＮＳにするかですが、

① 採用に力を入れたい場合はインスタグラム
② 患者さんだけでなくスタッフ教育に力を入れたい場合は、ＹｏｕＴｕｂｅ

JCOPY 498-14856

③ ある時間帯のアポイントがキャンセルになったので、それを伝えるなどクリニックの現況をリアルタイムで発信したい場合はX（旧Ｔｗｉｔｔｅｒ）がそれぞれ適切です。

スタッフに「次は何をやろうか?」と意見を求めるなどして、スタッフに考えてもらうことをお勧めします。そうすることで当事者意識が生まれやすくなるからです。

14

実践→改善の継続しか進化は無い

実践事例④ 待ち時間対策プロジェクト 編

神奈川県横浜市 片桐眼科クリニック

本書の冒頭に綴った「検査の目安時間を掲示する」の取り組みを実践されているのは、神奈川県横浜市ご開業 片桐眼科クリニックです。

片桐眼科クリニックでは、「待ち時間対策プロジェクト」と題して、様々な待ち時間対策に取り組まれています。院長 片桐喜彰先生に詳しくお話をお聴きしました。

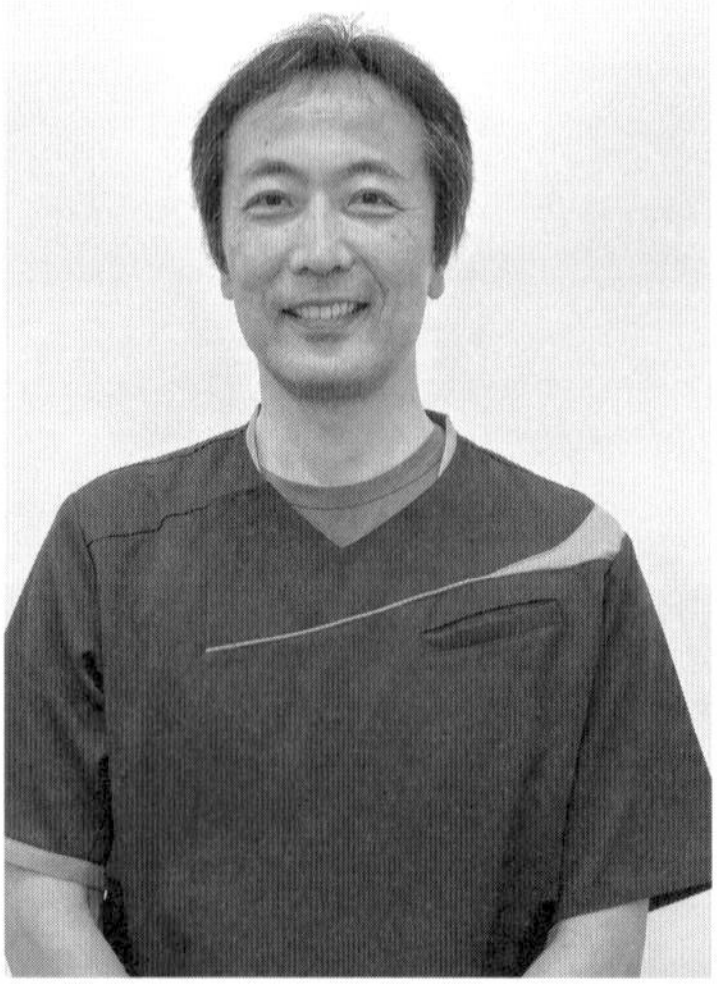

Q.「検査の目安時間を掲示する」は、どのような流れで実践されたのですか?

時間短縮を実現させるためには、それを「見える化」することが大切と考えました。また、スタッフ間で承知しているだけでなく、待合や検査室に掲示して患者様にもご理解いただくことで、

① このような取り組みをしているクリニックだというアピールができる
② 患者様にもそれに協力して下さる姿勢が生まれる（いたずらに長引かせない）
③ 患者様が承知していることで、スタッフの気が引き締まり、それをより実現させようという自覚が生まれる

などの効果を期待しました。

Q. 片桐先生からご覧になって「この待ち時間対策が効果があった」と感じられる取り組みは何ですか?

検査だけでなく、「〇分で〇人」という診療ペースの目標も立てました。今立てている目標を実現できるようになったら、さらに時間当たりの人数を徐々に増やす（より効率的に診療する）ようにしています。

JCOPY 498-14856

また、意外と時間のかかる患者様の入替えがスムーズにいくように、診察室に近い場所に中待合を設置し、次の順番の患者様にあらかじめ待機してもらうようにしています。中待合への移動もスムーズにいくように、

① ベシュライバー（診療補助陪席スタッフ）からインカムで他のスタッフへ呼び込みの依頼をする。

② 診察室にもう一人スタッフを配置（当院では「ダブルクラーク」と呼んでいます）して、その人が患者様を一般待合から中待合へ、または中待合から診察室へ誘導する。

Q. 今後片桐眼科クリニックで実践されたい待ち時間対策はありますか?

いくら、受付・検査や会計がスムーズでも、診察が医師一人だとどうしてもそこがボトルネックになってしまいます。そのために医師が行っているカルテ入力をできるだけスタッフに移譲しつつあります。そしていずれは医師が患者様の診察のみに集中できるようにして、代診の医師、または2診体制に移行しても業務が滞らないようにする予定です。

Q. 片桐眼科クリニックのように院長先生とスタッフ様がご一緒に待ち時間対策に取り組まれているクリニックは決して多くありません。本書をお読みの院長先生が「うちも片桐眼科クリニックのように、スタッフと一緒に待ち時間対策に取り組みたい。でもどうしたら分からない」という悩みをお持ちだとしたら、そのような先生に片桐先生はどのようなアドバイスをされますか?

スタッフが待ち時間対策を、自分事として考えてくれるような環境を作ることだと思います。いわゆる「当事者意識」を持ってもらうことです。

「うちは混んでるんだから待って当たり前」という雰囲気があるのであれば、まずその改善から始めるといいと思います。

そのためにはまず、「自分が他のクリニックを受診した時にストレスになることは何か?」(医師やスタッフの対応などもあるでしょうが、「待ち時間」も間違いなく上位に入るはずです)を自覚させて、待ち時間が短くなったらどれだけ嬉しいか、みんなで共有することです。

そして、まずは実現可能な時間短縮目標を掲げ、そのための工夫をまずは1つ~数個みんなで意識してやってみるのです。それが実現出来たら、「よかったね、出来たね、すごいね」と喜び合いましょう。安定して目標が達成できるようになったら「次はこうしてみよう」と院長から提案するか「次はどうしたらいいかな?」とスタッフに意見を促してもいいかもしれません。その繰り返しです。

そのためには、常に院長からスタッフに向けて「いつも待ち時間を意識してるよ」オーラを出し続けることです。ただし、混雑具合や診察の内容によっては実現できないこともままあります。そんな時はイライラした態度は決して見せず「今日は残念だったね~」くらいの声がけがいいと思います。

「待ち時間対策」は、最初は本当に小さな改善から始まり、その積み重ねがちりも積もれば山となって、大幅な時間短縮につながると思います。まだまだ当院もその途上です。お互い頑張りましょう!

片桐先生、お忙しい中、執筆にご協力頂きありがとうございます。

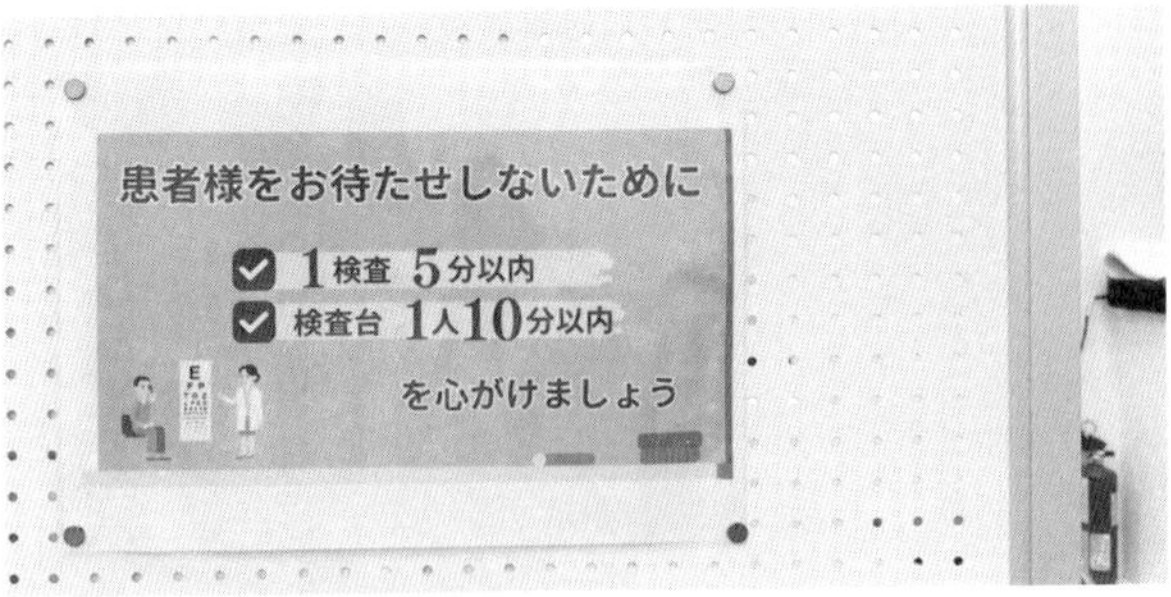

そんな片桐眼科クリニック様の件の掲示物は、現在、上の写真に変化（進化）されています。
冒頭5ページに掲載した写真と比較してみて下さい。

私はここに待ち時間対策に限らず、あらゆる取り組みの奥義があると感じます。

待ち時間対策の他、採用、教育、モチベーションアップ、増患増収、業務効率化など、クリニック経営活性化のために必要な課題がいくつかありますが、そのいずれもに共通して言えることは

まず、やってみる。
やってみて、改善する。

ここに尽きます。

身近な例で例えるなら、自転車に乗れるようになるプロセスと全く一緒です。

多くの人々は補助輪付きの自転車からスタートし、次に補助輪無しの自転車を家族の支えによって恐々前に進み、支えが外れると右に左にと転びながら、次第に自身で乗れるようになります。

すぐに成功するのではなく、いくつかの失敗（学び）に直面し、試行錯誤の積み重ねを経て成功に近付くのです。

まず自転車に乗ってみる。
乗ってみて、改善する。
です。

ここで肝心なことは自転車に乗るのは本人次第ということです。誰もが「自転車に乗りたい」と願い、必要なことをやり続けたから乗れるようになったのです。

本書が読者様にとりまして、自転車における補助輪や家族の支えのような存在になれたら光栄です。

▼おわりに

最後まで本書をお読み頂きましてありがとうございます。

「一人一台」と言われる程、良くも悪くも浸透してしまったスマホ。それに伴うSNSや種々雑多なサブスクサービスによって読書離れが加速した現代において、本書をお手に取って下さっただけでなく、読了して頂けたことはとても光栄です。

それ程に待ち時間対策に真剣に向き合われているあなた様のクリニック様でしたら、必ずや本書がお役に立てるとお約束します。

そう断言するのは根拠があります。

本書は私だけでなく4人の素晴らしい院長先生のお力添えによって完成した作品だからです。改めまして、

小野間優介先生・中下陽介先生・松田史博先生・片桐喜彰先生（本書事例掲載順）に心から感謝申し上げます。本当にありがとうございます。

「本書は自転車における補助輪や、後方を支える家族のような存在である」と前述しましたが、あなた様が懸命に待ち時間対策に尽力される後方に、成功されている院長先生が4名も支えて下さっているのです。

素晴らしい院長先生のクリニック様にはたくさん患者さんが来院されます。必然的に診療だけでも超ご多忙な中で、読者であるあなた様のお力になれたらと、快くご執筆下さいました。本当にありがとうございました。

装丁のデザインをはじめ、こだわりの多い著者の要望を今回もご熱心に受け入れて下さった中外医学社様の岩松宏典様・輿石祐輝様に多大なるお力添えを頂きました。著書は著者だけの力で生み出せるものではなく、編集者の力量も大いに関連します。岩松様・輿石様・中外医学社の皆様、本当にありがとうございました。

あくまで「2024年度については」という前提ですが、

- B-Leafメディカル内科・リハビリテーションクリニック様……小野間先生と13名のスタッフ様（東京会場）
- 片桐眼科クリニック様……片桐先生と10名のスタッフ様（東京会場）

●楓みみはなのどクリニック様……中下先生と8名のスタッフ様（名古屋会場）
●まつだ消化器糖尿病クリニック様……松田先生と9名のスタッフ様（大阪会場）

が、医経統合実践塾にご参加下さっています。

※右記「スタッフ様」の中には院長夫人が入っているクリニック様もあります。

これだけ多くのスタッフ様が1年間に4回とは言え、日曜日にクリニックが更に活性化されるための勉強会に院長先生とご一緒に参加されているのです。まごうことなく医経統合が実現されているクリニック様です。叶うなら本書で現在4医院様で勤務されている全てのスタッフ様のお名前をご紹介したいくらいです。

本書においては4名様の院長先生をご紹介しましたが、実践塾には素晴らしい院長先生とスタッフ様がたくさん参加されています。

ぜひ今後の実践塾であなた様とお会い出来ますことを心より願っております。

スタッフの皆様、日々院長先生のご要望を何とか形に出来ないかとご尽力頂きましてありが

JCOPY 498-14856

とうございます。

そろそろ本書も終わりますので、少し私事にお付き合いをお願いいたします。

私は普段、北は北海道から南は鹿児島までおられるクライアント様にコンサルティングにお伺いしており、出社する日は1カ月に2日程度です。即ち実践塾をはじめとした業務は弊社メンバーが99％を担ってくれています。

当然のことながら、メンバーが数ある選択肢から弊社で勤務することを選択してくれなかったら、私は日々のコンサルティングだけではなく本書の執筆も進まず、途中で頓挫していた可能性があります。よって本書はメンバーのおかげで完成することが出来たと言っても過言ではありません。

メンバーの皆様、本当にありがとうございます。

人生は出会いと別れの連続であり、いつかは弊社を卒業してしまうかも知れないと頭では分かっていながらも願わくば可能な限りお客様や私と一緒に歩み続けて欲しいと願っています。

最後に父と母へ。

もっと若いうちに気付くべきであったと、心から反省しきりですが、今の私があるのは父と母が必死で私を育ててくれたからです。素晴らしい父と母の息子でいられることを、感謝と誇りに思います。ありがとうございます。

医経統合実践会 主宰
医経統合コンサルタント

根本 和馬

「ミーティング８つの心得」フォーマットをプレゼント！

ミーティングが活性化するために、
・当院ミーティングの目的
・ミーティング参加スタッフに守って欲しい８つの約束事
を１枚の用紙でまとめたフォーマットをプレゼントします！

＜医経統合実践会 事務局メールアドレス＞

info@ikeitougou.jp　　に

1. クリニック様のお名前
2. 院長先生のお名前
3. クリニック様のホームページアドレス（URL をそのままコピペして下さい）

をご記載の上、「ミーティングフォーマット希望」とご連絡下さい。

※上記３項目が記載されていない場合、お送り出来ませんのでご了承下さい。また、予告なく本サービスを終了することがありますので、お早めにご連絡下さい。

その他、医経統合実践会のコンサルティング・セミナー・ご訪問研修・商品などのお問い合わせも、上記メールアドレスより承っております。

[著者紹介]

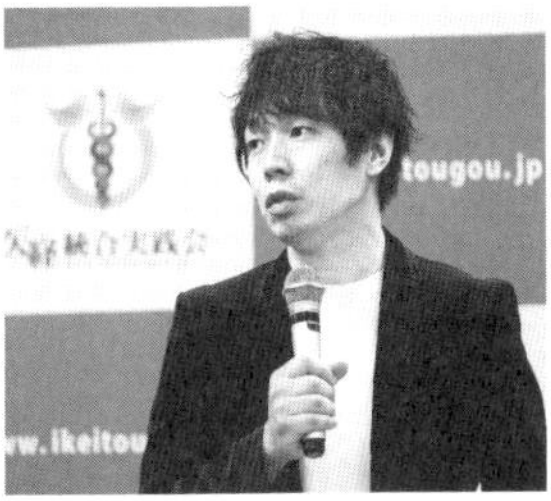

アンリミテッド株式会社 代表取締役
医経統合実践会 主宰
根本 和馬（ねもと かずま）

２００５年、クリニック専門のコンサルタントとして活動開始。２００９年、これまで培った歯科医院経営ノウハウを内科、眼科、耳鼻科などの医科クリニックに活用するために２００９年、**「医経統合実践会」を主宰する。**

※医経統合実践会ホームページはＱＲコードを読み込んで下さい。

２０１１年１１月１５日、アンリミテッド株式会社を設立、代表取締役に就任。

メインセミナーである**「医経統合実践塾」**は、内科、眼科、耳鼻科、整形外科、皮膚科、歯科など、様々な診療科目のクリニックの院長、スタッフが日本全国から学びに集まる勉強会となっており、**２０２４年は東京・名古屋・大阪・博多・札幌の５会場で合計４７２名様（２０２４年９月現在）にご参加**頂いている。

現在はコンサルタントと経営者に加え、一方、**執筆業にも力を入れており**、『なぜあのクリニックは待ち時間があっても満足度が高いのか？』『クリニックのリーダースタッフに大切にしてほしい7RULES』（中外医学社）、『クリニック・マネジメント入門』（医学通信社）『歯科医院増患プロジェクト』（デンタルダイヤモンド社）『パートスタッフ中心のクリニックがプロフェッショナルチームになる１３の方法』など**２０２４年現在８冊**の著書を刊行。**今作で９作目**となる。

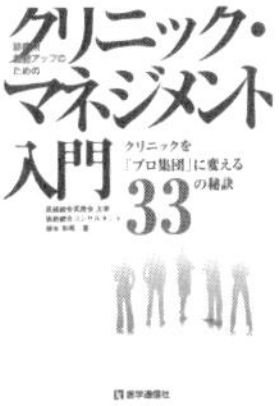

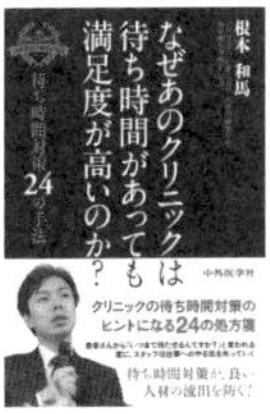

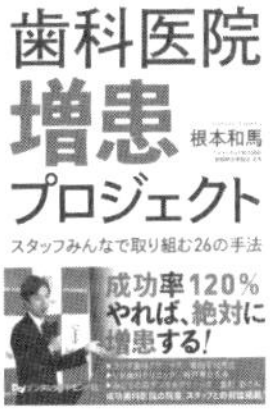

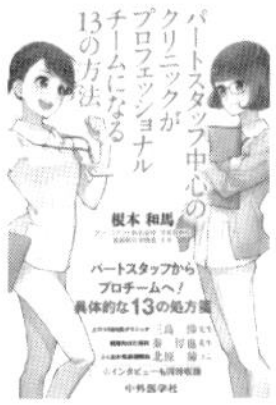

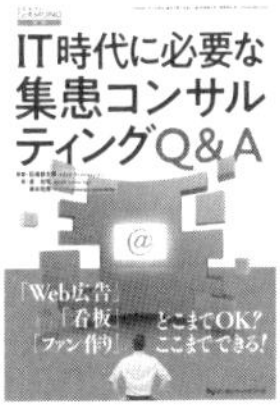

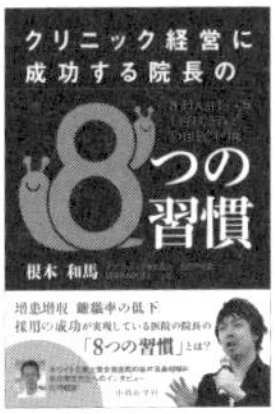

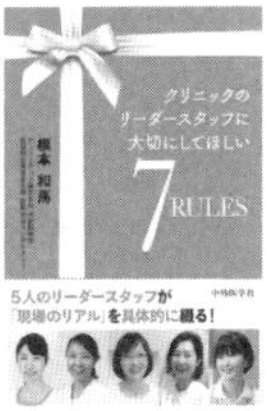

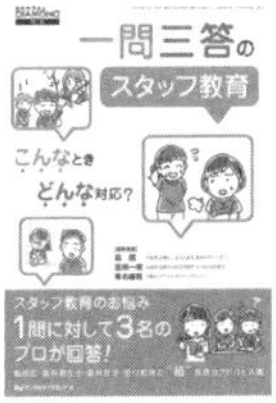

クリニック待《ま》ち時間対策完全《じかんたいさくかんぜん》マニュアル ©

発　行　　2024年10月5日　　1版1刷

編著者　　根《ね》本《もと》和《かず》馬《ま》

発行者　　株式会社　中外医学社
　　　　　代表取締役　青木　　滋
　　　　　〒162-0805　東京都新宿区矢来町62
　　　　　電　　話　03-3268-2701(代)
　　　　　振替口座　00190-1-98814番

印刷・製本/三和印刷株式会社　　＜HI・YK＞

ISBN978-4-498-14856-7　　Printed in Japan